Hasan Saad Jawad
Saad Abdulhussein Naji
Hozan Jalil Hamasalim

Probiótico iraquiano e alimentos fermentados para animais

Hasan Saad Jawad
Saad Abdulhussein Naji
Hozan Jalil Hamasalim

Probiótico iraquiano e alimentos fermentados para animais

ScienciaScripts

Imprint
Any brand names and product names mentioned in this book are subject to trademark, brand or patent protection and are trademarks or registered trademarks of their respective holders. The use of brand names, product names, common names, trade names, product descriptions etc. even without a particular marking in this work is in no way to be construed to mean that such names may be regarded as unrestricted in respect of trademark and brand protection legislation and could thus be used by anyone.

Cover image: www.ingimage.com

This book is a translation from the original published under ISBN 978-3-659-89704-7.

Publisher:
Sciencia Scripts
is a trademark of
Dodo Books Indian Ocean Ltd. and OmniScriptum S.R.L publishing group

120 High Road, East Finchley, London, N2 9ED, United Kingdom
Str. Armeneasca 28/1, office 1, Chisinau MD-2012, Republic of Moldova, Europe
Managing Directors: Ieva Konstantinova, Victoria Ursu
info@omniscriptum.com

Printed at: see last page
ISBN: 978-620-8-61831-5

AGRADECIMENTOS

Expresso a minha profunda gratidão ao Professor Dr. Md Zuki Abu Bakar, ao Professor Associado Dr. Azhar bin Kassim e ao Dr. Lokman Hakim Bin Idris, por me terem dado a oportunidade de concluir este livro. Dedicaram o seu tempo a uma orientação, aconselhamento, supervisão e apoio inestimáveis ao longo de todo o curso deste estudo.

É um prazer expressar a minha gratidão ao Prof. Dr. Saad Abdulhussein Naji, que deu conselhos que melhoraram este livro.

Os meus agradecimentos estendem-se a todos os professores de Veterinária e a todo o pessoal da Universidade Putra da Malásia por tudo o que fizeram por mim e que não foram aqui mencionados, mas que são profundamente apreciados.

ÍNDICE DE CONTEÚDOS

CAPÍTULO 1
ANTECEDENTES

1.1 Fermentação

O principal conceito de fermentação de alimentos para animais com probióticos é aumentar a atividade dos probióticos. Por outras palavras, proporcionar circunstâncias adequadas para aumentar o número de bactérias envolvidas no probiótico. Basicamente, a fermentação é a transformação química de substâncias orgânicas em compostos mais simples através de enzimas activas, catalisadores orgânicos complexos, produzidos por microrganismos como bactérias, leveduras ou bolores. As enzimas actuam por hidrólise, um processo de quebra ou pré-digestão de moléculas orgânicas complexas para formar compostos e nutrientes mais pequenos (mais facilmente digeríveis) [1]. A palavra "fermentação" deriva do latim que significa "ferver", uma vez que a formação de rebentos e de espuma das primeiras bebidas em fermentação se assemelhava muito à ebulição. Embora a maioria das fermentações microbianas seja realizada em fase líquida, existem várias vantagens para as fermentações em estado sólido (SSFF): (1) Baixo custo médio, (2) Baixa produção de água, (3) Baixo investimento de capital, (4) Mais prático quando realizado nos campos [2].

A fermentação tem sido praticada desde há muito tempo como um meio de melhorar a qualidade dos alimentos. O processo de fermentação tem sido aplicado para melhorar o valor nutritivo da soja [3], da farinha de copra [4] e dos resíduos de tofu [5]. O processo de fermentação pode criar condições para o crescimento de microrganismos que decompõem a fibra e os anti-nutrientes. Os alimentos fermentados influenciam a ecologia bacteriana do trato gastrointestinal e reduzem o nível de *Enterobacteriaceae* em diferentes partes do trato gastrointestinal dos suínos [6] e dos pintos de carne [7]. *Os lactobacilos* e a levedura no kefir suplementado na água de beber aumentaram significativamente a população de *Lactobailli* spp. e bactérias aeróbicas totais e diminuíram a população de *Enterobactciaceae* e *coliformes* no intestino de gansos [8]. Os alimentos primariamente fermentados provocam uma redução das bactérias patogénicas, incluindo

Salmonella e *Campylobacter* no trato digestivo, mais particularmente no papo e na moela. Uma vez que o papo se rompe frequentemente durante o abate, a diminuição do nível de agentes patogénicos nesta área, em particular, torna provável a contaminação de carnes sem carne [9].

1.2 Probiótico, prebiótico e simbiótico

A população mundial aumentou de 3 mil milhões em 1959 para mais de 7 mil milhões em março de 2012. Enquanto a população mundial cresce, a fome persiste em muitos locais e quase mil milhões de pessoas são consideradas subnutridas [10]. Até 2050, os agricultores terão de duplicar a produção agrícola para satisfazer a procura. Neste contexto, o mundo precisa de produtos alimentares com um crescimento anual de 2,5% nos próximos 10 anos [11]. Muitos cientistas e especialistas em nutrição acreditam que a produção animal pode desempenhar um papel importante no aumento da produção alimentar. Tem sido utilizada uma enorme quantidade de antibióticos para controlar doenças, melhorar o desempenho e aumentar a produção dos animais. Para além disso, as alternativas mais utilizadas aos antibióticos têm sido os probióticos, os prebióticos, os pós-bióticos e os simbióticos.

O probiótico é definido como um aditivo alimentar microbiano vivo que afecta de forma benéfica o animal hospedeiro, melhorando o equilíbrio microbiano intestinal [12][13]. Além disso, os prebióticos são "substratos alimentares fermentados indigestos que estimulam seletivamente a composição, o crescimento e a atividade da microflora no trato gastrointestinal" [14][15]. Os simbióticos referem-se a suplementos nutricionais que combinam probióticos e prebióticos numa forma de sinergismo, pelo que os simbióticos podem aumentar os seus efeitos benéficos isolados. Quando dois ingredientes ou suplementos nutricionais são administrados em conjunto, o efeito positivo resultante segue geralmente um dos três padrões: potenciação, sinergismo e aditividade [16][17]. Muitos estudos avaliaram os efeitos de diferentes preparações sinbióticas [18][19]. Além disso, os simbióticos afectam o hospedeiro melhorando a sobrevivência e o estabelecimento de suplementos alimentares microbianos vivos no trato gastrointestinal, estimulando seletivamente o crescimento através da ativação do metabolismo de um ou de um número limitado de microrganismos promotores de saúde, melhorando assim o hospedeiro [14][20].

Além disso, os simbióticos podem exercer efeitos benéficos no trato gastrointestinal como resultado da alteração de todo o organismo, do consumo de alimentos, da absorção de nutrientes e de alterações benéficas na arquitetura intestinal [21]. De facto, os microrganismos intestinais desempenham um papel importante nas funções imunológicas, fisiológicas, nutricionais e protectoras do hospedeiro [22] e podem ser influenciados pelos alimentos [23]. Os aditivos mais alternativos para a alimentação de gado e aves de capoeira incluem probióticos, prebióticos e simbióticos [24]. No entanto, o uso de sinbióticos pode possivelmente produzir maiores benefícios do que a aplicação de porções individuais [25].

Os simbióticos proporcionam mais benefícios aditivos no desempenho do crescimento, no rácio de conversão alimentar, nos parâmetros hematológicos e bioquímicos do que os probióticos e prebióticos utilizados individualmente [26]. Além disso, os simbióticos podem aumentar a digestibilidade e a disponibilidade de muitos elementos nutritivos, tais como vitaminas, elementos minerais e proteínas [27]. Afinal, existem poucos dados disponíveis sobre a aplicação de simbióticos [28][29]. As questões de investigação que foram colocadas nesta revisão foram as seguintes A alimentação com suplemento sinbiótico é importante quando utilizada na investigação aplicada e no comércio? A utilização de suplemento de simbiótico em animais conduz a uma melhoria da microbiota intestinal e à prevenção de agentes patogénicos? Será que a utilização de um suplemento sinbiótico em animais beneficia o desempenho e melhora o quadro sanguíneo e a imunidade? Por conseguinte, o objetivo deste estudo de revisão é atualizar a nossa informação sobre as influências dos simbióticos. Esta revisão centra-se na recolha da maior parte das evidências científicas relativas aos aspectos dos simbióticos e ao seu efeito no crescimento, produção e saúde dos animais, incluindo o sistema imunitário, o trato digestivo, o metabolismo, os órgãos intestinais e o sangue.

1.2.1 Visão geral dos probióticos do Iraque

As membranas mucosas são o local único onde diferentes espécies microbianas podem viver e expressar os seus efeitos. Cerca de 1014 bactérias de 200 espécies, 40 - 50 géneros vivem nestas superfícies membranares. A maioria da população microbiana nas membranas mucosas ocorre na secção distal do intestino delgado e na parte proximal do cólon [30]. A microflora do trato digestivo desempenha um papel crucial no desenvolvimento fisiológico, imunológico e anatómico do hospedeiro. Estimula alguns sistemas a responder rapidamente à infeção por agentes patogénicos e, através do antagonismo microbiano, inibe a colonização do intestino por bactérias inseguras

[31]. Os probióticos foram bem definidos como micróbios vivos quando administrados em quantidades adequadas. Conferem um benefício de bem-estar ao hospedeiro [32]. Os probióticos mais amplamente utilizados provêm dos géneros *LactoBacillus* e *Bifidobacterium*, enquanto as estirpes de *E. coli* completam a procura de probióticos. Outros incluem estirpes não patogénicas de *E. coli*, *Enterococcus*, *Streptococcus thermophilus*, *Bacillus* e leveduras como *Saccharomyces boulardii* [33]. Os probióticos iraquianos são definidos como "suplementos microbianos vivos ou componentes de bactérias e leveduras" que demonstraram ter efeitos benéficos sobre a eficiência e a saúde dos animais [34]. Os probióticos iraquianos são bactérias úteis como *LactoBacillus acidophilus*, *Bifidobacterium* e *Bacillus subtilis* e leveduras como *Saccharomyces cerevisiae* [59].

O probiótico é uma combinação de micróbios benéficos misturados com alimentos para animais para obter benefícios e um equilíbrio microbiano saudável no intestino [35], o que leva a melhorar a eficiência animal, especialmente em animais stressados que enfrentam um stress térmico, alimentados com dietas tóxicas ou impróprias [36] [37]. No entanto, o probiótico iraquiano em dietas para animais parece melhorar o desempenho [38], aumentar o ganho de peso vivo [39] [40], aumentar a digestibilidade e melhorar o rácio de conversão alimentar [41].

Neste livro, o conhecimento atualizado diz respeito aos impactos dos probióticos iraquianos e esta análise centra-se na recolha da maioria das provas científicas relativas a aspectos dos probióticos iraquianos, incluindo os seus componentes. A revisão abrangerá o seu efeito no crescimento, na produção e na saúde dos animais, incluindo o sistema imunitário, o aparelho digestivo, o metabolismo, os órgãos intestinais e o sangue. No entanto, esta revisão resume os conhecimentos actuais sobre os probióticos iraquianos e discute tanto os limites como as provas adquiridas para apoiar a sua utilização na prevenção e nos benefícios.

1.2.1.1 O ambiente intestinal

O microbiota intestinal é um ecossistema formado por uma variedade de nichos ecológicos, composto por algumas espécies bacterianas e uma grande quantidade de estirpes. As actividades fisiológicas do microbiota são múltiplas e estão ainda a ser desvendadas. Com base nas observações dos múltiplos papéis desempenhados pelo microbiota na saúde e na doença, a noção de o adaptar com formulações adequadas, por exemplo, probióticos, está a ser testada em vários contextos [42]. O intestino dos mamíferos é colonizado por 100 biliões de micróbios (designados por "microbiota") que são essenciais para a saúde [43] [44].

A transição das plantas e do solo para o intestino animal tem três áreas de adaptação genómica [45]. As três principais secções do trato gastrointestinal são o estômago, o intestino delgado e o intestino grosso. Cada secção tem o seu próprio microbiota distinto [46]-[48]. A quantidade e a composição das espécies microbianas diferem ao longo do trato digestivo. São enumeradas as famílias, géneros e filos do microbiota enriquecido em cada nicho específico. Os principais filos bacterianos estão representados no microbiota intestinal dos mamíferos: *Streptococcus*, *lactobscilus*, *Bacteroides*, *Clostridium*, *Streptococci*, *Lactobacilli*, *Eubacterium*, *Peptococcus*, *Streptococcus Fusobacterium* e *Bifidobacterium*. A maioria das espécies bacterianas encontradas no trato gastrointestinal Figura 1.

1.2.1.2 Probiótico como microrganismo bom

A tradição que remonta a Metchnikoff inclui tanto a utilização de uma matriz de dieta fermentada por uma bactéria "útil" como uma suplementação bacteriana "concentrada" da dieta. Ambos os cenários fornecem aos consumidores bactérias vivas que são capazes de passar pelos ambientes ileal e gástrico e, em seguida, reproduzir-se no intestino grosso. Esta ideia, de natureza ecológica, apoia a utilização de bactérias vivas capazes de se instalarem entre outras bactérias vivas, ou seja, a microbiota e exercerem funções que envolvem atividade metabólica [42]. Existem poucos e contraditórios resultados sobre os efeitos da mesma estirpe administrada em formas viáveis ou não viáveis [42]. Os alimentos probióticos e prebióticos são consumidos há séculos, quer como componentes naturais dos alimentos, quer como alimentos fermentados. O interesse pela microbiologia intestinal e o uso dietético de prebióticos e probióticos floresceu no final do século XIX e início do século XX. O entusiasmo crescente foi motivado pelo isolamento da *Escherichia coli* por *Escherichs* no final do século XIX, bem como pela investigação ativa sobre os benefícios da alimentação com bactérias do ácido lático e lactose perto do início do século XX [49]. Várias organizações afins definiram os probióticos como microrganismos vivos que, quando administrados em doses adequadas, conferem um benefício para a saúde do hospedeiro através da regulação da flora gastrointestinal [50]. Os probióticos são definidos como "microrganismos vivos que, quando administrados em quantidades adequadas, conferem um benefício para a saúde do hospedeiro".

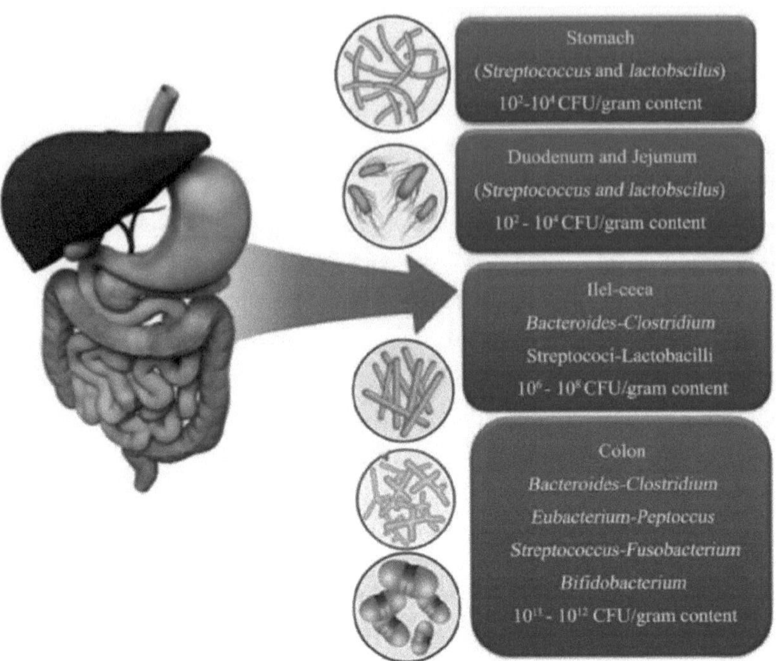

Figura 1. Distribuição espacial e composição do microbiota ao longo do trato gastrointestinal.

A maioria dos probióticos pertence ao grupo de organismos conhecidos como bactérias produtoras de ácido lático e são normalmente consumidos sob a forma de iogurte, leites fermentados, cereais ou outros alimentos fermentados [51]. As culturas probióticas vivas estão disponíveis em produtos lácteos fermentados e alimentos fortificados com probióticos. Também estão disponíveis comprimidos, cápsulas, pós e saquetas que contêm as bactérias sob a forma liofilizada [52]. Os probióticos afectam beneficamente o animal hospedeiro, melhorando o seu equilíbrio intestinal e criando condições intestinais que suprimem os microrganismos nocivos e favorecem os benéficos [53][54]. Demonstrou-se que mantêm a saúde reduzindo as doenças de risco, possivelmente através de uma redução da proliferação de espécies patogénicas, mantendo o equilíbrio do microbiota no intestino, melhorando o sistema imunitário e aumentando a resistência à infeção [54][55]. Embora existam várias dezenas de produtos importados para o mercado que afirmam ter atividade probiótica, os representantes de apenas um punhado de espécies dominam o mercado ou foram utilizados em múltiplos ensaios científicos, mas poucos deles são produtos locais. Os probióticos iraquianos foram adquiridos na Faculdade de Agricultura da Universidade de Bagdade. De acordo com as informações de fabrico, cada grama de probiótico iraquiano contém *LactoBacillus acidophilus*, *Bacillus subtilis*, *Bifidobacterium* e *Saccharomyces cervisia*. **Dr. Saad Abd Al-Hussien Naji**, este probiótico é utilizado na alimentação animal e em aplicações científicas. No entanto, o probiótico iraquiano contém três bactérias e leveduras úteis em quantidade, ver Quadro 1.

Tabela 1. Quantidades de bactérias no probiótico iraquiano.

Type of organism	Total count organism/gm product
LactoBacillus acidophilus	10^9
Bacillus subtilis	10^9
Bifidobacterium	10^9
Saccharomyces cervisia	10^8

1.2.1.3 Mecanismo de ação dos probióticos

Existem vários mecanismos propostos que descrevem o modo de atuação dos probióticos e que variam consoante a estirpe de probiótico utilizada. Os efeitos dos probióticos também dependem da dosagem e da via de administração. Assim, os mecanismos de ação não podem ser extrapolados para todos os probióticos. Os mecanismos propostos incluem: Competir contra os micróbios patogénicos e ligar-se às células epiteliais intestinais [56]. No entanto, os probióticos iraquianos alteram a microflora bacteriana do intestino [57][59]. Regulam em baixa a produção de citocinas pró-inflamatórias [60], previnem a apoptose [61] e suprimem a proliferação de células T [62], prevenindo assim várias condições inflamatórias. Melhoram a fagocitose [63], aumentam a atividade das células assassinas naturais [64], promovem a imunidade mediada por células [65][66] e estimulam várias outras respostas imunitárias não específicas contra agentes patogénicos. Embora os probióticos iraquianos promovam a imunidade mediada [67].

Probiótico Melhorar o desempenho, aumentar o ganho de peso vivo [34], promover o ganho de peso vivo e o rácio de conversão alimentar [67], melhorar as qualidades de produtividade e a qualidade do ovo [69][69], estimular o crescimento e melhorar o desempenho [58], aumentar o ganho de peso corporal [70], melhorar as médias de peso corporal, o ganho de peso e a eficiência da conversão alimentar [71], estimular o crescimento total e diário [72], Melhorar o crescimento [38], melhorar as caraterísticas da carcaça [73] e aumentar o desempenho da produção [74]. Melhoram a função de barreira epitelial intestinal, aumentando a produção de mucina [75], prevenindo a lesão do epitélio por agentes patogénicos [76] e reduzindo a permeabilidade celular [77]. Podem também melhorar a função de barreira da mucosa induzindo a expressão de péptidos antimicrobianos como as defensinas [78]. No entanto, os probióticos iraquianos aumentam a altura das vilosidades, a profundidade das criptas, a percentagem da altura das vilosidades em relação à profundidade das criptas no duodeno, jejuno e íleo [57].

Os probióticos iraquianos melhoram os componentes sanguíneos, alteram os parâmetros fisiológicos e bioquímicos do sangue [67][70], melhoram o estado hormonal e aumentam a produtividade [69], e melhoram o sangue hematológico [71]

e alterações nos parâmetros hematológicos e bioquímicos do sangue [79] [81]. Aumentam a produção de IgA sérica, bem como de IgA secretora, que desempenha um papel crucial na imunidade humeral intestinal [82] [83]. Inibir o crescimento dos agentes patogénicos através da secreção de outra classe de péptidos antimicrobianos, como as bacteriocinas [84] e a reuterina [85]. Alguns dos probióticos, particularmente as bactérias do ácido lático, inibem o crescimento dos agentes patogénicos criando um ambiente ácido através da produção de ácidos orgânicos [86]. No entanto, vários mecanismos de ação dos probióticos podem ser vistos na Figura 2.

1.2.1.4 Probiótico e desempenho

Os probióticos têm sido utilizados como factores de crescimento para substituir os antibióticos e os suplementos alimentares químicos sintéticos amplamente utilizados. No entanto, existem poucos relatórios publicados de experiências de campo bem controladas e a avaliação exaustiva do seu valor não foi tentada sob a forma de um ensaio de campo coordenado em grande escala. Os resultados da suplementação probiótica dos regimes alimentares têm sido variáveis, mas há relatos de efeitos estatísticos no crescimento [87]. A suplementação proteica e os aditivos naturais para a alimentação animal, como os probióticos, são materiais muito importantes que podem melhorar a taxa de crescimento, o ganho de peso diário, a eficiência da utilização dos alimentos e o desempenho produtivo [88][91]. O probiótico nas dietas dos animais parece melhorar o desempenho [38][92][94] e aumentar o ganho de peso vivo [66][95] e a digestibilidade [41] e aumentar o rácio de conversão alimentar [96]. Hassan e Hassan, 2008 [38][97][98] relataram uma melhoria significativa do ganho de peso vivo e da taxa de conversão alimentar associada a um borrego alimentado com uma dieta suplementada com probiótico local iraquiano em comparação com a dieta de controlo. Um probiótico preparado localmente foi efetivamente testado e comparado com produtos probióticos importados do estrangeiro no Iraque [99][100]. Os resultados revelam a sua atividade superior na melhoria do desempenho das aves de capoeira. Embora Zubaidi [72] tenha verificado que o probiótico iraquiano aumenta a produção de leite das ovelhas, o peso corporal, o crescimento total e diário dos cordeiros até ao desmame, estes resultados dão um indicador da importância deste tratamento no aumento da produção total de leite, com um rácio de 26,65%, e no aumento do peso corporal dos cordeiros, com um rácio de 17,49%, aumentando finalmente o ganho económico. Fuller [101] observou que, após a utilização de probióticos *LactoBacillus* em animais, se verifica uma competição por nutrientes, uma melhoria da função da parede intestinal e a produção de enzimas que apoiam a digestão e aumentam o crescimento. El-Shaer [41] referiu que os microrganismos probióticos melhoram a digestibilidade dos nutrientes e aumentam a disponibilidade e a capacidade de absorção de todos os nutrientes no trato elementar, como as proteínas não degradáveis no rúmen [38] e as proteínas degradáveis no rúmen [97]. Uma observação semelhante foi registada por Smirnov et al. [102]. O aumento do ganho de peso corporal em não ruminantes alimentados com probióticos pode dever-se à melhoria da digestibilidade e da disponibilidade de muitos nutrientes, como proteínas, gorduras e hidratos de carbono, bem como de alguns elementos minerais e vitaminas [103]. Isto deve-se aos probióticos, que melhoram a digestão, a absorção e a disponibilidade da nutrição, acompanhados de alterações benéficas na microflora intestinal, com redução da população de *E. coli* e aumento da produção de lactato, com subsequente alteração das enzimas intestinais e aumento das enzimas digestivas [105]. Finalmente, as bactérias *LactoBacillus* podem aumentar a digestibilidade das proteínas e a disponibilidade de minerais para o seu hospedeiro, como Cu, Mn, Ca, Fe, P, etc. [106]. [106].

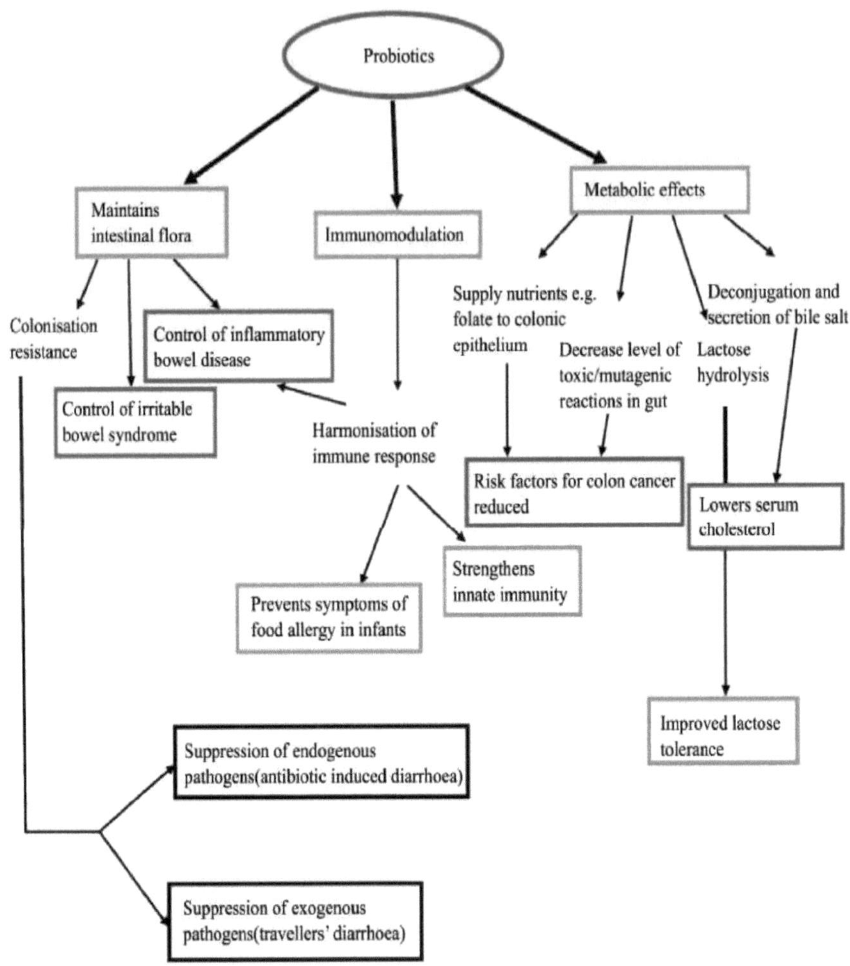

Figura 2. O mecanismo de ação dos probióticos [104].

1.2.1.5 Probióticos e estimulação da imunidade

As relações estabelecidas entre o microbiota e o organismo hospedeiro podem ser simbióticas ou comensais. As bactérias da microbiota, como mencionado, são essenciais para permitir a absorção de nutrientes, por exemplo, ao permitir a hidrólise de alguns hidratos de carbono não digeríveis para o corpo e ao impedir a colonização intestinal e, assim, a entrada no corpo de micróbios patogénicos [42]. Por conseguinte, é vital que o sistema imunitário reconheça os componentes da microbiota e estabeleça um estado de aceitação em relação a eles. Os microrganismos externos podem penetrar na parede intestinal por translocação através da camada epitelial ou através das placas de Peyer. As bactérias intestinais indígenas, incluindo *os lactobacilos*, são capazes de atravessar a camada mucosa intestinal e podem viver no baço ou noutra parte do corpo durante muitos dias, onde estimulam a atividade fagocítica [107]. A espessura e o estado físico da camada de muco intestinal [108][109] e a sua resposta aos *Lactobacilos* consumidos oralmente [110][111] são essenciais para a resposta imunitária.

Os probióticos iraquianos melhoram a imunidade humeral e celular e aumentam a proteína imunitária [34] e melhoram o peso do órgão imunitário [58]. Melhorar a ecologia bacteriana do trato gastrointestinal e reduzir o nível de *Enterobacteriaceae* nas diferentes partes do trato gastrointestinal e melhorar os parâmetros de imunidade em pintos de carne [59]. A explicação do efeito do probiótico no sistema imunitário pode ser encontrada em Al-Khafaji [112], o probiótico tem um enorme efeito na imunidade, tal como no ser humano, sob o epitélio intestinal, uma vez que é a primeira linha de defesa contra os agentes patogénicos) e o probiótico afecta esta camada para produzir mais imunoproteínas. No entanto, Cao et al. [113] apresentaram que a alimentação com dieta suplementada com probiótico aumentou significativamente a imunidade contra Escherichia coli. Por outro lado, os micróbios vivos nos alimentos fermentados podem também atuar como probióticos para melhorar a resposta imunitária humeral [114]. Os probióticos podem aumentar a imunogenicidade das vacinas administradas por via oral, como as vacinas contra o rotavírus [115], a poliomielite [116], a cólera [117] e a gripe [118].

1.2.1.6 Efeitos probióticos e metabólicos

A doença isquémica do coração é uma das principais causas de doença e de morte, estando frequentemente associada a níveis elevados de colesterol, e a prevenção primária com medicamentos para baixar os lípidos ou com modificações na dieta pode reduzir a incidência e a mortalidade da doença isquémica do coração em indivíduos saudáveis [119]. Foi utilizada uma grande variedade de produtos probióticos em ensaios clínicos sobre a modulação dos lípidos séricos [120][123]. Alguns dos estudos relatam efeitos positivos na melhoria dos factores de risco cardiovascular e parece haver uma tendência para a diminuição dos factores de risco. Mas seria necessária uma avaliação a mais longo prazo antes de se poderem tirar conclusões definitivas. Até agora, não existem provas suficientes para apoiar a utilização de probióticos para modificar os lípidos séricos e para prevenir a aterosclerose. Al-Samarrai et al. [79] observaram que os probióticos iraquianos diminuíram significativamente a concentração de colesterol sérico no hospedeiro. No entanto, Saed [124] encontrou uma grande diminuição na concentração de ácido úrico e colesterol no plasma sanguíneo de aves alimentadas com uma dieta com probiótico iraquiano. Embora os cordeiros alimentados com dietas suplementadas com probiótico iraquiano tenham reduzido significativamente o colesterol total (TCL), a lipoproteína de baixa densidade (LDL) e os triglicéridos séricos (TG) em comparação com os alimentados com dietas sem probiótico. As concentrações de lipoproteínas de alta densidade (HDL) não foram afectadas pela suplementação com probióticos [71]. Os probióticos provocam uma diminuição significativa dos níveis de triglicéridos no soro [60]. A descrição do efeito dos probióticos no perfil lipídico pode ser encontrada em Santose et al. [125], que descobriram que algumas das microflora probióticas, como *Bacillus subtilis*, diminuem a atividade da acetil-CoA carboxilase, que é a enzima limitante na síntese de ácidos gordos, as unidades de construção dos triglicéridos. Embora Desmet et al. [126] tenham relatado que os *Lactobacilos* e *as Bifidobactérias* (os microrganismos probióticos mais utilizados) tinham a capacidade de se conjugarem com os ácidos biliares enzimaticamente, aumentando a sua taxa de excreção e levando à redução do colesterol sérico. Taranto et al. [127] que atribuíram os baixos níveis de colesterol em animais tratados com probióticos à inibição da síntese de colesterol por assimilação direta. Principais funções da microbiota intestinal

incluem actividades metabólicas que resultam na recuperação de energia e de nutrientes absorvíveis, efeitos tróficos no epitélio intestinal e proteção do hospedeiro contra a invasão por micróbios nocivos [128][129].

1.2.1.7 Probiótico e microrganismo intestinal

A microflora intestinal é um constituinte essencial da barreira de defesa do intestino [130]. A composição inicial da microflora intestinal é considerada um fator determinante para o desenvolvimento de funções normais de barreira intestinal [131]. Aberrações específicas na microbiota intestinal podem predispor o hospedeiro à doença. Os mecanismos de defesa da mucosa intestinal que actuam no lúmen e na mucosa restringem a colonização por bactérias patogénicas, interferindo com a aderência dos microrganismos à superfície da mucosa. A microbiota intestinal normal pode impedir o crescimento excessivo de potenciais agentes patogénicos no trato gastrointestinal [119]. Os probióticos introduzem novos micróbios no trato gastrointestinal para melhorar a manutenção e a modificação da microbiota, enquanto a maioria dos componentes prebióticos demonstrou aumentar o crescimento da biota *de Bifidobacterium.* Foi demonstrado que os probióticos amplificam as funções de barreira da mucosa intestinal. Os probióticos iraquianos têm um grande potencial para afetar beneficamente a microflora intestinal e, por conseguinte, melhorar o intestino e reduzir a taxa de mortalidade através da inibição de microrganismos patogénicos como *E. coli* e *Clostridium* sp, que são sensíveis à cultura anterior de bactérias benéficas como *LactoBacillus* [58]. No entanto, o probiótico iraquiano teve efeito na contagem total de bactérias, bactérias *proteolíticas* e bactérias *lipolíticas* da carpa comum [132]. No entanto, o probiótico iraquiano reduziu o número logarítmico de bactérias aeróbias totais e de bactérias *Coliformes* e aumentou o número logarítmico de bactérias *LactoBacillus* no ambiente interno do conteúdo do duodeno [57]. Os probióticos afectam beneficamente o animal hospedeiro, melhorando o seu equilíbrio intestinal e criando condições intestinais que suprimem os microrganismos nocivos e favorecem os benéficos [53][55]. Demonstrou-se que mantêm a saúde reduzindo as doenças de risco, possivelmente através de uma redução na proliferação de espécies patogénicas, mantendo o equilíbrio da microbiota no intestino, melhorando o sistema imunitário e aumentando a resistência à infeção [54][55]. Finalmente, os mecanismos implicados nos efeitos positivos do probiótico iraquiano no crescimento e na saúde dos animais, ver Figura 3.

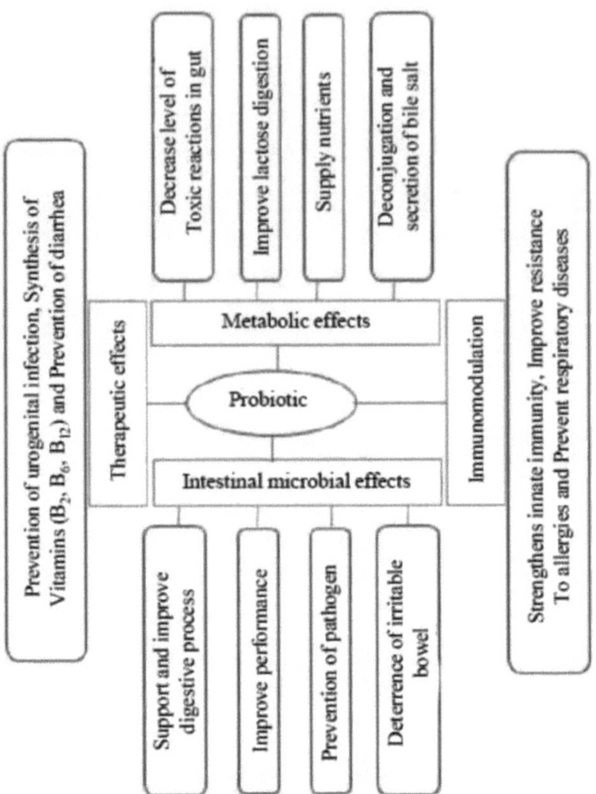

Figura 3. Os mecanismos implicados nos efeitos positivos do probiótico iraquiano no desempenho e na saúde dos animais.

1.2.2 Prebióticos

A palavra prebiótico foi utilizada pela primeira vez por Gibson e Roberfroid em 1995 [14]. A fibra alimentar é o prebiótico mais utilizado [14][15]. Além disso, os prebióticos são "substratos alimentares fermentados indigestos que estimulam seletivamente a composição, o crescimento e a atividade da microflora no trato gastrointestinal, melhorando assim a saúde dos hospedeiros" [14][133]. Os hidratos de carbono prebióticos encontram-se naturalmente em frutos e legumes como o tomate, a alcachofra de Jerusalém, a aveia, as bananas, as sementes de linhaça, os espargos, a cevada, as bagas, o alho, o trigo, a cebola e a chicória, as verduras e as leguminosas [134]. Considera-se importante determinar os benefícios definitivos para a saúde associados à ingestão de prebióticos nas pessoas e os seus mecanismos de ação

[135][136]. Os prebióticos, como os fruto-oligossacáridos, podem ser utilizados como suplemento alimentar para animais como cães e gatos para manter o bem-estar gastrointestinal [137]. Os prebióticos não são decompostos pelas enzimas gástricas, mas passam inalterados para o intestino grosso, onde são depois fermentados seletivamente, criando efeitos benéficos [138][139]. Um estudo mostrou que a administração de prebióticos também resulta num aumento do número de flora intestinal benéfica (especialmente *Bifidobacteria*) [140][141]. Foi documentado que a administração de probióticos, prebióticos e simbióticos aumenta os níveis intestinais de *Bifidobactérias*, *Enterococos* e *Lactobacilos* benéficos, com níveis reduzidos de *Enterobacter* [142][143]. Foi demonstrado que os prebióticos aumentam a absorção de minerais, principalmente de magnésio e de cálcio [144][145]. As principais funções dos prebióticos são apresentadas na Figura 4.

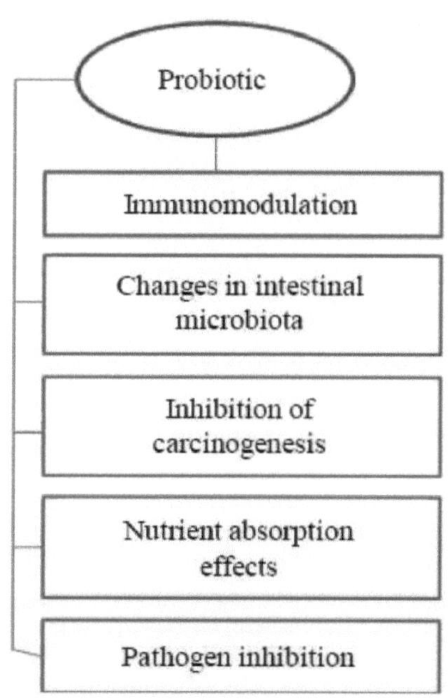

Figura 4. O mecanismo de ação do prebiótico.

1.2.3 Sinbiótico

O termo "simbiótico" refere-se a suplementos nutricionais que combinam prebióticos e probióticos numa forma de sinergismo. O principal objetivo da utilização de um simbiótico é que um verdadeiro probiótico, sem o seu alimento prebiótico, não sobrevive bem no sistema digestivo. Sinbiótico refere-se a suplementos nutricionais que combinam probióticos e prebióticos que se pensa actuarem em conjunto, ou seja, sinergismo. Foi sugerido que a combinação de um probiótico e de um prebiótico, ou seja, os simbióticos, pode ser mais eficaz do que um probiótico ou um prebiótico isoladamente [146][148]. Além disso, os simbióticos são uma mistura de probióticos e prebióticos que afectam beneficamente o hospedeiro, melhorando a sobrevivência e a implantação de suplementos alimentares de microrganismos vivos no trato gastrointestinal, melhorando assim a saúde do hospedeiro [149]. A Organização das Nações Unidas para a Alimentação e a Agricultura (FAO) recomenda que a palavra "sinbiótico" seja utilizada apenas se o benefício líquido para a saúde for sinérgico [150]. As primeiras tentativas deveriam ser combinar probióticos e prebióticos que demonstraram benefícios individuais para determinar se existem efeitos aditivos; em alternativa, uma abordagem mais estruturada seria determinar as propriedades específicas que um prebiótico requer para ser benéfico para o probiótico e selecionar o prebiótico em conformidade [151]. Os simbióticos são concebidos não só para apresentar populações de microrganismos benéficos, mas também para promover a proliferação de estirpes autóctones específicas no trato intestinal [152]. Os estudos sobre os efeitos dos simbióticos na saúde metabólica são ainda limitados. Vale a pena mencionar que o efeito sobre a saúde dependerá provavelmente da combinação de sinbióticos. Por conseguinte, os simbióticos parecem prometedores para a modulação da composição do microbiota intestinal [153].

1.2.3.1 Mecanismo de ação do Synbiotic

O trato gastrointestinal possui uma comunidade composta de microbiota que proporciona benefícios ao seu hospedeiro de diversas formas, incluindo o metabolismo de medicamentos, a produção de nutrientes, a proteção contra agentes patogénicos, a desintoxicação e a regulação do sistema imunitário. Estudos em animais demonstraram que alterações nestas comunidades microbianas intestinais podem causar desregulação imunitária; melhorar o crescimento e influenciar o desempenho e existem informações que apoiam a utilização de probióticos e prebióticos e, especialmente, de simbióticos. Os conceitos de simbiótico sobre o mecanismo de ação: alterar a composição da microbiota intestinal através de um organismo benéfico viável e de substratos de organismos não absorvíveis são apresentados na Figura 5.

O trato gastrointestinal é um órgão imunitário importante e a maior barreira de defesa que protege o hospedeiro de toxinas, agentes patogénicos e inflamação subsequente, permitindo simultaneamente o crescimento de microrganismos comensais [157]. Além disso, o trato intestinal é o hospedeiro de uma vasta ecologia de micróbios [158]. A noção de modulação das actividades bacterianas com vista a melhorar a função microbiana intestinal tem uma longa história [159]. Há muito que se reconhece a importância da microflora intestinal natural na redução das doenças dos animais e é atualmente evidente que a composição da microflora desempenha um papel crucial tanto na digestão como na resistência às doenças [160][161]. Quando o probiótico e o prebiótico são administrados ao mesmo tempo, a combinação é chamada de simbiótico. O prebiótico na mistura simbiótica melhora a sobrevivência dos microrganismos probióticos no trato intestinal e estimula a atividade das bactérias endógenas do hospedeiro [152][162]. Depois, o suplemento de probiótico da microflora anaeróbica com prebiótico melhorou a digestibilidade da proteína bruta e da matéria seca, bem como reduziu a emissão de gases nocivos e a entrada de bactérias patogénicas em suínos de desmame precoce [163].

Smith e Jones [164] relataram que a suplementação com synbiotic aumentou a produção de lactato e anticorpos, alterou as colónias de bactérias intestinais e reduziu o crescimento de bactérias nocivas nos animais. Além disso, considera-se que os simbióticos também reduzem a contagem de bactérias nocivas e ajudam a adesão de bactérias benéficas através da diminuição do pH intestinal [165]. Além disso, a suplementação com synbiotic mantém as populações de agentes patogénicos não rentáveis ou potenciais (*E. coli*) a níveis relativamente baixos (numericamente) na digesta cecal e no intestino delgado [166]. Além disso, os simbióticos reduziram as populações de Escherichia coli e de coliformes totais nos intestinos dos frangos de carne. Pelo contrário, as concentrações de sinbiótico superiores aos níveis sugeridos na dieta aumentaram a população de bactérias do ácido lático no intestino dos frangos de carne [167]. Além disso, a adição de simbiótico aumentou a relação altura das vilosidades/profundidade das criptas e a altura das vilosidades no íleo. No entanto, a profundidade da cripta ileal foi reduzida pela suplementação dietética de simbiótico em comparação com o controlo de frangos de carne [21].

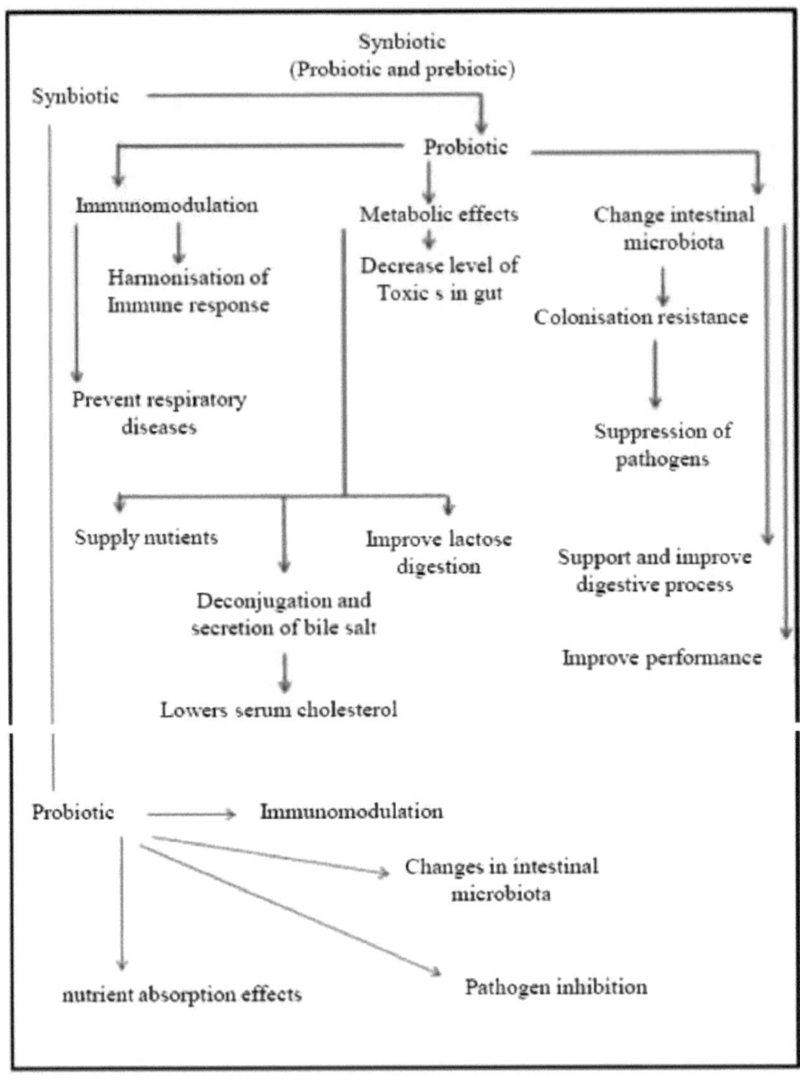

Figura 5. O mecanismo de ação do synbiotic

1.3 Comparação entre probióticos, prebióticos e simbióticos

Ao contrário dos probióticos, os prebióticos não se juntam a uma colónia de bactérias existente, mas fornecem alimento à flora existente, permitindo que a colónia cresça naturalmente e floresça. Como os probióticos são principalmente activos no intestino delgado e os prebióticos só são eficazes no intestino grosso, a combinação dos dois pode ter uma influência sinérgica. O probiótico é um ingrediente alimentar microbiano vivo que é benéfico para o hospedeiro [12][154], enquanto o prebiótico é um ingrediente alimentar não digerível que afecta beneficamente o hospedeiro, estimulando seletivamente o crescimento e a atividade de um ou de um número limitado de microrganismos no cólon, com potencial para melhorar o bem-estar do hospedeiro [149][155]. O quadro 2 apresenta exemplos de listas de probióticos, prebióticos e simbióticos aplicados ou estudados para aplicação na alimentação animal.

Tabela 2. Lista de exemplos de probióticos, prebióticos e simbióticos aplicados ou estudados para aplicação na alimentação animal.

Probiotic	Prebiotic	synbiotic
Lactobacillus sps.	Inulin	*Lactobacilli* + inulin
Bifidobacterium sps.	Galactooligosaccharides (GOS)	*Bifidobacteria* + FOS
Saccharomyces sps.	Fructo-oligosaccharides (FOS)	*Lactobacilli* + FOS
Streptococcus sps.	Lactulose	*Bifidobacteria* and *Lactobacilli* + inulin
Bacillus coagulans	Lactitol	*Bifidobacteria* and *Lactobacilli* + FOS
Propionibacterium	Cereals fibres	*Lactobacilli* + lactitol
Bacillus coagulans	Xylooligosaccharides	*Bifidobacteria* + GOS
Enterococcus faecium	Isomaltooligosaccharides	
Freudenreichii		
Homeostatic Soil		

CAPÍTULO 2

O EFEITO DE ALIMENTOS FERMENTADOS SECOS COM PROBIÓTICO IRAQUIANO
PROBIÓTICO IRAQUIANO NO DESEMPENHO PRODUTIVO DE GALINHAS AKAR
DE FRANGOS AKAR PUTRA

2.1 Resumo

Nos últimos anos, os alimentos fermentados em estado sólido (SSFF) têm sido introduzidos com grande sucesso na nutrição das aves de capoeira. Assim, a presente experiência foi conduzida para avaliar o efeito da ração fermentada seca com probiótico preparado (PP) no peso vivo, no ganho de peso, no consumo de ração e no rácio de conversão alimentar de um frango local da Malásia (Akar Putra). A experiência consistiu em 3 tratamentos (24 frangos/tratamento), com 3 réplicas de cada um (8 frangos/replicas). Os tratamentos consistiram num grupo de controlo (T1), na mistura de SSFF e PP à razão de 1:1:1 (1 kg de ração comercial para frangos de carne+1 litro de água da torneira+1 g de PP) em T2 e 1:1:2 (1 kg de ração comercial para frangos de carne+1 litro de água da torneira+2 g de PP) em T3. Os resultados revelaram uma melhoria notavelmente significativa ($p<0,01$) tanto nos frangos machos como nas fêmeas em termos de ganho de peso corporal final, consumo de ração e taxa de conversão alimentar nos grupos de tratamento (T2 e T3) quando comparados com o grupo de controlo. O rácio de variação dos parâmetros de desempenho da produção foi calculado e os melhores resultados foram indicados no grupo T2, no qual foi utilizado 1 g de probiótico preparado.

2.2 Material e método

2.2.1 *Preparação de alimentos fermentados para animais*

Foi adquirida nos mercados locais uma dieta comercial de arranque e de acabamento para frangos de carne (quadro 3). Os pintos Akar Putra foram alimentados com uma dieta de arranque durante as primeiras três semanas e, em seguida, transferidos para uma dieta de acabamento, que foi utilizada durante o resto do período experimental, que durou 12 semanas.

A ração fermentada (SSFF+ PP) foi preparada à razão de 1:1:1 (1 kg de ração comercial para frangos de carne+ 1 litro de água da torneira+ 1 grama de PP) no segundo tratamento. Enquanto a taxa foi de 1:1:2 (1 kg de ração comercial para frangos de carne + 1 litro de água da torneira + 2 gramas de PP) no tratamento T3. Estas misturas foram colocadas num tabuleiro de plástico que fechou e incubou durante 38 h. a 37±2 °C para uma fermentação completa e utilizadas após secagem.

O probiótico foi preparado no laboratório de tecnologia avícola da UPM, na Faculdade de Agricultura da Universidade de Bagdade, no Iraque. De acordo com o rótulo informativo do fabrico, cada grama de PI contém pelo menos 109 ufc de *LactoBacillus acidophilus, Bacillus subtilis, Bifidobacterium* e pelo menos 108 ufc de *Saccharomyces cervisia* (quadro 1). Os alimentos fermentados foram caracterizados por uma concentração elevada de ácido lático (até 260 mmol/ kg de alimento) e quantidades moderadas de ácido acético (20-30 mmol/ kg de alimento), um número elevado de bactérias do ácido lático (Log 9-10 ufc/ g de alimento) e um pH de aproximadamente 4,5-5,0, tal como descrito por [168].

2.2.2 *Criação de galinhas e conceção experimental*

A experiência foi realizada na exploração avícola da Faculdade de Medicina Veterinária da Universidade de Putra Malásia (UPM) e teve como objetivo estudar a proporção adequada de substituição de alimentos secos por alimentos fermentados. Um total de 72 pintos Akar Putra com um dia de idade foram distribuídos aleatoriamente (CRD) pelos três grupos experimentais e foram alimentados da seguinte forma

T1: Grupo de controlo alimentado com ração seca.

T2: Alimentado com uma mistura de ração seca preparada à razão de 1:1:1 (1 kg de ração comercial para frangos de carne+ 1 litro de água da torneira+ 1 grama de PP).

T3: Alimentado com ração seca, a mistura foi preparada na proporção de 1:1:2 (1 kg de ração comercial para frangos de corte + 1 litro de água da torneira + 2 gramas de PP).

Cada grupo de tratamento foi repetido três vezes com 8 (4 machos e 4 fêmeas) pintos por réplica. Os pintos foram criados em gaiolas de bateria (1,5 × 1,0 m). Os pintos foram criados numa sala com temperatura e humidade controladas, com um horário de luz constante de 24 horas e acesso ad. Libitum à água e à ração durante toda a experiência.

Processo de amostragem e métodos de análise:

1. O peso corporal, o ganho de peso, o consumo de ração e o rácio de conversão alimentar dos machos e das fêmeas foram registados separadamente desde a semana 1 até à semana 12.
2. A taxa de crescimento foi calculada na idade de comercialização com base na fórmula referida por [169]:

$$GR = \frac{AFLW - ASLW}{\frac{1}{2} X (AFLW + ASLW)} X 100$$

- GR = taxa de crescimento
- ASLW= peso vivo médio inicial (peso do primeiro dia de idade)
- AFLW= peso vivo médio de acabamento (peso da idade de comercialização)

3. O rácio de variação dos parâmetros de desempenho da produção foi registado com base na fórmula apresentada por [170]:

   [(A-B)/B)]*100

- A: dados do tratamento
- B: dados do grupo de controlo

2.2.3 *Análise estatística*

Os dados gerados pela presente experiência foram submetidos a uma análise estatística utilizando o procedimento GLM do pacote de software estatístico SAS [171]. Quando se registaram diferenças significativas, as médias foram comparadas utilizando o teste de intervalo múltiplo de Duncan [172].

2.3 Resultados e discussão

A Tabela 4 apresenta as estatísticas descritivas das medidas de peso vivo dos machos dos tratamentos de suplementação e do grupo de controlo na idade de 1-12 semanas. Os machos do tratamento T2 apresentaram um efeito altamente significativo ($p<0,01$) em comparação com o tratamento T3 e o grupo de controlo na caraterística de peso corporal vivo na idade de comercialização (1813g). Por outro lado, as fêmeas dos tratamentos T2 e T3 apresentaram diferenças significativas ($P<0,01$) em relação às fêmeas do grupo de controlo, como se pode ver na tabela 5.

No que diz respeito ao critério da taxa de crescimento (quadros 4 e 5), os machos do tratamento T2 foram superiores aos machos do grupo T3 e do grupo de controlo nos valores do critério da taxa de crescimento. A razão de variação das taxas de crescimento dos tratamentos SSFF+ PP em relação ao grupo de controlo foram: T2= 1,315 e T3= 0,179. As fêmeas dos tratamentos T2 e T3 conseguiram ultrapassar os critérios calculados para a taxa de crescimento, não havendo impacto significativo entre T2 e T3. Os seus rácios de variação em relação ao grupo de controlo , de acordo com a sequência de prioridades, foram os seguintes T2=1,898 e T3=1,335. Os factores genéticos e não genéticos controlam as caraterísticas de crescimento dos animais. O crescimento nas galinhas domésticas é normalmente medido pelo peso corporal e pela conformação corporal, que são os parâmetros mais importantes. As técnicas incluídas no controlo do crescimento das galinhas são demasiado complexas para serem explicadas apenas através de uma análise univariada, porque todas as caraterísticas relacionadas estão biologicamente correlacionadas devido ao efeito pleiotrópico dos genes e à ligação dos loci [173][174]. Consequentemente, e com base no ponto de vista genético e de melhoramento dos animais, os componentes principais, como a taxa de crescimento e o peso corporal vivo, consideram simultaneamente um grupo de atributos que podem ser utilizados para efeitos de seleção [175].

A Tabela 6 mostra a variação da caraterística do consumo de ração dos machos entre os tratamentos. Não se registou um valor tão moral para o consumo total de ração nos tratamentos T2 e T3, apesar de não haver uma diferença significativa entre eles e o valor do consumo de ração no grupo de controlo. Enquanto o consumo total de ração das fêmeas foi proeminente no tratamento T2

e menos pronunciada no tratamento T3 em comparação com o tratamento de controlo (Quadro 7).

O valor mais elevado de ganho de peso total dos machos foi registado no tratamento T2. Este registou uma superioridade significativa em relação aos tratamentos T1 e T3; no entanto, a superioridade não foi significativa entre os tratamentos T3 e T1 (Tabela 8). Os tratamentos T2 e T3 registaram diferenças significativas (p<0,01) no ganho de peso total das fêmeas (1127,333, 1072,333g) e seguidos do T1 (903,667g) (Quadro 9).

A Tabela 10 fornece uma visão abrangente das médias e dos valores de erro padrão de um rácio de conversão alimentar para machos em todos os tratamentos. O efeito da utilização de SSFF+ 1g de probiótico foi proeminente através de diferenças relevantes (P<0,01) em comparação com o resto das transacções. Por outro lado, a utilização de probiótico aumentou significativamente (P<0,01) a taxa de conversão alimentar total das fêmeas em relação às fêmeas do grupo de controlo (Quadro 11).

Estes resultados estão em desacordo com os de [176][177][178] que referiram que o suplemento de um probiótico não teve qualquer efeito no rácio de conversão alimentar. [179] também relataram que o consumo de ração e a taxa de conversão alimentar não foram afetados pela suplementação de probiótico e levedura na dieta. No mesmo sentido, [180] não detectou qualquer diferença na taxa de conversão alimentar dos frangos de carne em comparação com o controlo. Alguns estudos mostram que a suplementação com probióticos na alimentação dos frangos melhora o rácio de conversão alimentar [181][182][183]. A razão para o efeito variável dos aditivos biológicos pode ser confundida por variações na flora intestinal e nas condições ambientais [184]. Vários investigadores referiram que, quando os pintos eram alojados num ambiente limpo, um probiótico não afectava o seu desempenho [185][120].

Os resultados do presente estudo melhoram o facto de a utilização de SSFF+ PP ter um efeito altamente significativo no desempenho produtivo dos frangos Akar Putra no que se refere a: peso corporal, ganho de peso, consumo de ração e rácio de conversão alimentar. A figura 6 mostra as curvas do rácio de variação do peso corporal médio dos machos para todos os grupos. Observou-se um aumento significativo nas taxas de peso corporal dos machos nos tratamentos T2 e T3 nas primeiras 7 semanas. Nas 2-3 semanas seguintes, estas taxas diminuíram gradualmente, mantendo-se a superioridade do tratamento T2 em relação aos grupos T3 e de controlo. Depois, a curva do peso corporal dos machos voltou a subir da 10ª à 12ª semana, especialmente no T2. A figura 7 mostra também um aumento notável das curvas do rácio de variação do peso corporal das fêmeas nos tratamentos T2 e T3. Na semana 6, verificou-se um decréscimo na curva da taxa de variação do peso corporal das fêmeas dos tratamentos com suplemento, seguido de um aumento muito notório na curva destas taxas, especialmente em T2. Estes aumentos mantiveram-se até à 12ª semana.

A composição e a atividade metabólica do microbiota intestinal podem ser influenciadas pela dieta [186]. Existe um interesse crescente na utilização de uma variedade de oligossacáridos como prebióticos e de micróbios como probióticos para promover a saúde animal através da alteração da comunidade microbiana intestinal. Um prebiótico é um ingrediente fermentado seletivamente que permite alterações específicas, tanto na composição como na atividade do microbiota gastrointestinal e que não é digerido pelas enzimas digestivas do hospedeiro [187]. As principais funções dos enterócitos são atuar como uma barreira protetora que protege o corpo de organismos e substâncias que não servem como nutrientes [188]. Foi relatado que os probióticos melhoram a manutenção e a função da barreira epitelial. Os resultados aqui relatados indicaram que a condutividade dos tecidos jejunais não foi afetada pelos suplementos dietéticos, o que apoia o conceito de que esses aditivos melhoram a manutenção e a função da barreira epitelial. A eficácia dos probióticos pode ser potenciada por vários métodos: a seleção de estirpes mais eficientes; a manipulação genética; a combinação de várias estirpes e a combinação de probióticos e componentes de ação sinérgica. Os simbióticos, uma combinação de prebióticos e probióticos, podem também estimular a função intestinal [189].

Com base nos resultados da investigação e na discussão, pode concluir-se que a utilização de ração fermentada com probiótico, especialmente à razão de 1:1:1 (1 kg de ração comercial para frangos de carne+ 1 litro de água da torneira+ 1 grama de PP) causou uma melhoria significativa no desempenho da produção do frango Akar Putra. A suplementação da reflexão probiótica aparece de forma proeminente no peso corporal vivo, bem como nas caraterísticas da taxa de crescimento, que é uma das medidas especulativas exactas nos campos avícolas, porque dá uma indicação geral de quaisquer impactos de suplementação nas aves experimentais durante a duração da experiência. Presume-se que a fermentação da ração melhora, de um modo geral, a ecologia bacteriana do trato gastrointestinal e a resposta imunitária dos pintos Akar Putra, pelo que constitui uma nova estratégia para o futuro no controlo das doenças das galinhas.

Tabela 3. Composição da dieta basal.

Items	Basal Diet	
	1 to 22 d	23 to 84 d
Corn	44.9	53.10
Wheat	18.0	15
Soybean meal (45%)	33	27
Mineral and vitamin premix	1	1
Oil	2	3
Limestone	0.8	0.6
Dicalcium phosphate	0.3	0.3
Total	% 100	% 100
Calculated analysis:		
Crude protein (%)	21.92	19.70
Metabolism energy (kilo calorie per kg. Diet)	2990	3100
Calcium (%)	0.93	0.85
Phosphorus (%)	0.48	0.45
Methionine (%)	0.55	0.50
Lysine (%)	1.35	1.25
Methionine + Cysteine (%)	0.85	0.91
Folic acid	1.1	1.2

- Calculated analysis according to [190].

Tabela 4: Efeito da suplementação da dieta com probiótico à taxa de (1 e 2g PP: 1 Kg de alimento: 1 litro de água) no peso corporal médio semanal (g) de pintos *machos* Akar Putra.

Week	Treatments		
	T1	T2	T3
1	62.667±3.48	62.333±2.404	62.667±2.333
2	104±2.887^{b}	113.667±2.603^{ab}	117.333±3.18^{a}
3	150±4.041^{b}	199.667±0.882^{a}	196±1.732^{a}
4	277±6.928	302±4.933	292.333±5.239
5	345±11.547^{b}	443±10.116^{a}	417.667±10.99^{a}
6	499±14.434^{b}	612.667±12.129^{a}	567.667±12.441^{a}
7	610±9.815^{c}	789.333±9.244^{a}	715.667±8.667^{b}
8	869±11.547^{b}	931.333±9.262^{a}	854.333±10.99^{b}
9	1041±17.898^{a}	1056±16.462^{a}	969.333±17.324^{b}
10	1165±19.053^{b}	1240.333±17.629^{a}	1147±18.193^{b}
11	1290±20.207^{b}	1523±18.502^{a}	1274±19.348^{b}
12	1390±20.785^{b}	1813±19.079^{a}	1401.667±17.975^{b}
Growth Rate	190.277±0.342^{b}	192.779±0.153^{a}	190.619±0.108^{b}

- Mean values with common superscript in row differ significantly ($P < 0.01$).
- Mean values at week 2, 9 and 10 differ significantly ($P<0.05$).

Tabela 5: Efeito da suplementação da dieta com probiótico à taxa de (1 e 2g PP: 1 Kg de alimento: 1 litro de água) no peso corporal médio semanal (g) de pintos Akar Putra *fêmeas*.

Week	Treatments		
	T1	T2	T3
1	61.667±3.756	59.667±2.963	61.333±3.48
2	104.2±3.062[b]	113.667±2.603[a]	116±2.082[a]
3	178.3±4.304[b]	199.667±3.756[a]	194.333±2.728[a]
4	277.133±7.044	300.333±6.36	289.333±5.548
5	344.667±11.26[b]	442.333±10.138[a]	417.667±10.414[a]
6	468.333±13.86	495.333±13.017	474±12.741
7	516.667±9.528[b]	618.333±8.413[a]	605.333±9.244[a]
8	624.267±11.779[c]	689.667±10.414[b]	729.333±10.975[a]
9	714.667±17.61[b]	794±16.197[a]	814.667±16.756[a]
10	815.333±18.478[b]	893.667±17.072[a]	916.333±17.629[a]
11	876.667±19.919[b]	1023.667±19.064[a]	999.333±19.633[a]
12	937.333±20.21[b]	1158±19.079[a]	1104.667±20.497[a]
Growth Rate	186.155±0.523[b]	189.688±0.304[a]	188.64±0.408[a]

- Mean values with common superscript in row differ significantly (P < 0.01).
- Mean values at week 2, 3, 9 and 10 differ significantly (P<0.05).

Tabela 6: Efeito da suplementação da dieta com probiótico à taxa de (1 e 2g PP: 1 Kg de alimento: 1 litro de água) no consumo semanal de ração (g) de pintos *machos* Akar Putra.

Week	Treatments		
	T1	T2	T3
1	44±4.041[b]	63.333±3.48[a]	47±3.215[b]
2	82±2.887[b]	101.667±2.603[a]	96.333±2.333[a]
3	126±6.928	151.333±6.36	138.667±6.642
4	196±5.196	207.667±4.096	201.333±4.631
5	270±6.928[a]	272.667±6.642[a]	242.333±6.36[b]
6	269±9.815[b]	379±8.963[a]	274.333±9.244[b]
7	407±11.547[a]	428.333±10.138[a]	360.333±10.975[b]
8	410±13.279[ab]	438.667±12.143[a]	376.667±11.319[b]
9	500±12.124[b]	508.667±10.99[a]	410.333±10.713[b]
10	440±14.434[c]	489±13.577[b]	712.667±14.146[a]
11	534±16.166[a]	569±15.308[a]	455±14.468[b]
12	507±15.588[b]	579±14.731[a]	414.667±14.449[c]
Total	3785±118.934	4188.333±108.987	3729.667±108.429

- Mean values with common superscript in row differ significantly (P < 0.01).
- Mean values at week 1, 5, 7 and 8 differ significantly (P<0.05).

Tabela 7: Efeito da suplementação da dieta com probiótico à taxa de (1 e 2g PP: 1 Kg de alimento: 1 litro de água) no consumo semanal de ração (g) de *fêmeas* de pintos Akar Putra.

Week	Treatments		
	T1	T2	T3
1	44.1±4.128^{b}	63.333±3.48^{a}	47.667±3.756^{b}
2	82.3±3.15^{b}	101±2.082^{a}	96.667±2.603^{a}
3	125.333±6.36	151±6.083	137.333±5.548
4	195.667±4.91	208±4.359	201.333±4.631
5	230.667±6.642^{b}	272.333±6.36^{a}	242.733±6.699^{b}
6	276.333±9.244^{a}	176±8.145^{b}	255.333±8.413^{a}
7	248.333±10.975^{b}	205.333±10.138^{c}	312.667±9.597^{a}
8	289.667±12.991^{b}	157.667±12.143^{c}	338±11.59^{a}
9	266.667±11.837^{ab}	242±10.44^{b}	301±11.269^{a}
10	357.667±14.146^{a}	221±12.741^{c}	293.667±10.899^{b}
11	260±15.308^{a}	178.333±14.746^{b}	292.333±13.92^{a}
12	307.333±14.17^{a}	179.667±13.618^{b}	334.667±14.449^{a}
Total	2684.067±113.834^{a}	2155.667±104.284^{b}	2853.4±103.246^{a}

- Mean values with common superscript in row differ significantly ($P < 0.01$).
- Mean values at week 1, 5 and 9 differ significantly ($P<0.05$).

Tabela 8: Efeito da suplementação da dieta com probiótico à taxa de (1 e 2g PP: 1 Kg de alimento: 1 litro de água) no ganho de peso semanal de pintos *machos* Akar Putra.

Week	Treatments		
	T1	T2	T3
1	28±1.732	29±1.732	29±1.732
2	41.333±0.667^{c}	51.333±0.882^{b}	54.667±0.882^{a}
3	46±1.155^{c}	86±1.732^{a}	78.667±1.453^{b}
4	127±2.887^{a}	102.333±4.096^{b}	96.333±3.528^{b}
5	68±4.619^{b}	141±5.292^{a}	125.333±5.925^{a}
6	154±2.887^{b}	169.667±2.186^{a}	150±2.082^{b}
7	111±4.619^{c}	176.667±2.963^{a}	148±3.786^{b}
8	259±1.732^{a}	142±1^{b}	138.667±2.333^{b}
9	172±6.351^{a}	124.667±7.311^{b}	115±6.429^{b}
10	124±1.155^{c}	184.333±1.202^{a}	177.667±0.882^{b}
11	125±1.155^{b}	282.667±0.882^{a}	127±1.155^{b}
12	100±0.577^{c}	290±0.577^{a}	127.667±1.856^{b}
Total	1355.333±19.055^{b}	1779.667±18.55^{a}	1368±17.436^{b}

- Mean values with common superscript in row differ significantly ($P < 0.01$).

Tabela 9: Efeito da suplementação da dieta com probiótico à taxa de (1 e 2g PP: 1 Kg de alimento: 1 litro de água) no ganho de peso semanal das *fêmeas* de pintos Akar Putra.

Week	Treatments		
	T1	T2	T3
1	28±1.732	29±1.732	29±1.732
2	42.533±0.742^{b}	54±0.577^{a}	54.667±1.453^{a}
3	74.1±1.242^{c}	86±1.155^{a}	78.333±0.667^{b}
4	98.833±2.744	100.667±2.603	95±2.887
5	67.533±4.221^{b}	142±3.786^{a}	128.333±4.91^{a}
6	123.667±2.603^{a}	53±2.887^{b}	56.333±2.333^{b}
7	48.333±4.333^{b}	123±4.619^{a}	131.333±3.528^{a}
8	107.6±2.272^{b}	71.333±2.028^{c}	124±1.732^{a}
9	90.4±5.839	104.333±5.783	85.333±5.783
10	100.667±0.882	99.667±0.882	101.667±0.882
11	61.333±1.453^{c}	130±2.082^{a}	83±2.082^{b}
12	60.667±0.333^{c}	134.333±0.333^{a}	105.333±0.882^{b}
Total	903.667±18.187^{b}	1127.333±17.901^{a}	1072.333±18.765^{a}

- Mean values with common superscript in row differ significantly ($P < 0.01$).

Tabela 10: Efeito da suplementação da dieta com probiótico à taxa de (1 e 2g PP: 1 Kg de alimento: 1 litro de água) no rácio de conversão alimentar semanal (g .feed/ g .gain) de pintos *machos* Akar Putra.

Week	Treatments		
	T1	T2	T3
1	1.566±0.048^{b}	2.185±0.015^{a}	1.619±0.023^{b}
2	1.987±0.1	1.981±0.049	1.762±0.014
3	2.735±0.082^{a}	1.764±0.109^{b}	1.767±0.117^{b}
4	1.543±0.006^{b}	2.033±0.044^{a}	2.092±0.032^{a}
5	3.994±0.171^{a}	1.936±0.028^{b}	1.938±0.044^{b}
6	1.746±0.031^{b}	2.233±0.03^{a}	1.828±0.049^{b}
7	3.688±0.258^{a}	2.428±0.098^{b}	2.442±0.137^{b}
8	1.582±0.041^{c}	3.09±0.089^{a}	2.715±0.039^{b}
9	2.91±0.037^{c}	4.099±0.159^{a}	3.58±0.111^{b}
10	3.547±0.083^{b}	2.652±0.057^{c}	4.011±0.06^{a}
11	4.27±0.09^{a}	2.013±0.048^{c}	3.581±0.082^{b}
12	5.069±0.127^{a}	1.996±0.047^{c}	3.252±0.154^{b}
Total	2.791±0.049^{a}	2.353±0.037^{b}	2.725±0.045^{a}

- Mean values with common superscript in row differ significantly ($P < 0.01$).

Tabela 11: Efeito da suplementação da dieta com probiótico à taxa de (1 e 2g PP: 1 Kg de alimento: 1 litro de água) no rácio de conversão alimentar semanal (g .feed/ g .gain) de *fêmeas* de pintos Akar Putra.

Week	Treatments		
	T1	T2	T3
1	1.569±0.05^{b}	2.185±0.015^{a}	1.64±0.033^{b}
2	1.938±0.105	1.871±0.054	1.773±0.095
3	1.689±0.058	1.755±0.047	1.752±0.057
4	1.98±0.005^{c}	2.067±0.01^{b}	2.12±0.016^{a}
5	3.43±0.118^{a}	1.918±0.008^{b}	1.893±0.02^{b}
6	2.233±0.028^{c}	3.324±0.033^{b}	4.536±0.04^{a}
7	5.263±0.7^{a}	1.68±0.145^{b}	2.388±0.136^{b}
8	2.689±0.065^{a}	2.204±0.109^{b}	2.724±0.056^{a}
9	2.958±0.062^{b}	2.323±0.029^{c}	3.542±0.11^{a}
10	3.551±0.11^{a}	2.215±0.109^{c}	2.887±0.083^{b}
11	4.232±0.152^{a}	1.369±0.093^{c}	3.519±0.091^{b}
12	5.064±0.21^{a}	1.337±0.101^{c}	3.175±0.112^{b}
Total	2.968±0.066^{a}	1.91±0.063^{c}	2.659±0.051^{b}

- Mean values with common superscript in row differ significantly ($P < 0.01$).

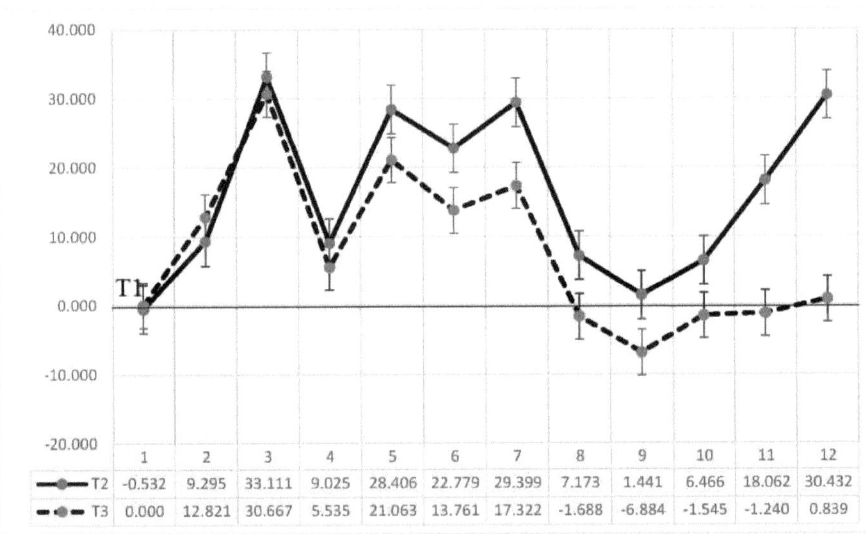

Figura 6: Efeito da suplementação da dieta com probiótico à razão de (1 e 2g PP: 1 Kg de alimento: 1 litro de água) na curva da razão de variação do peso corporal dos machos Akar Putra de 1 a 12 semanas de idade.

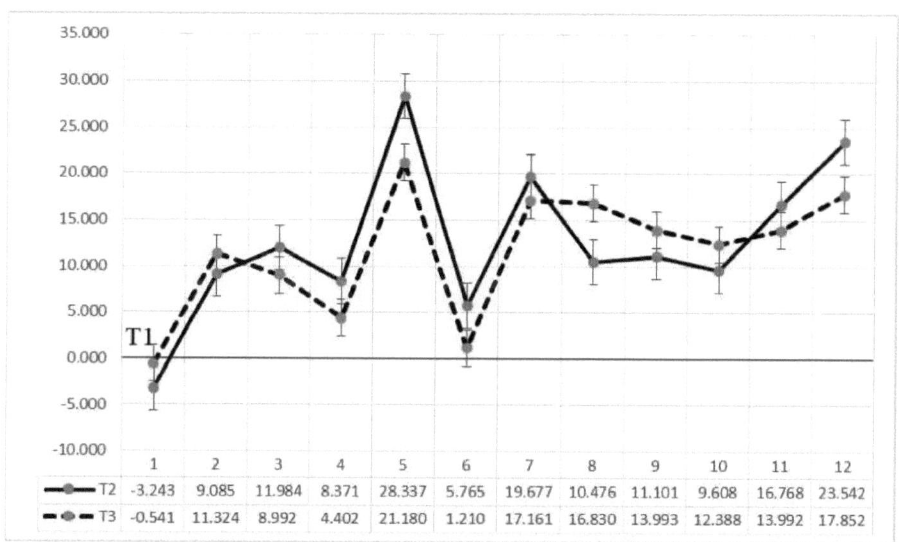

	1	2	3	4	5	6	7	8	9	10	11	12
T2	-3.243	9.085	11.984	8.371	28.337	5.765	19.677	10.476	11.101	9.608	16.768	23.542
T3	-0.541	11.324	8.992	4.402	21.180	1.210	17.161	16.830	13.993	12.388	13.992	17.852

Figura 7: Efeito da suplementação da dieta com probiótico à razão de (1 e 2g PP: 1 Kg de alimento: 1 litro de água) na curva da razão de variação do peso corporal das fêmeas Akar Putra de 1 a 12 semanas de idade.

CAPÍTULO 3

EFEITOS DA DIETA DE ALIMENTOS FERMENTADOS HÚMIDOS COM PROBIÓTICO IRAQUIANO NO DESEMPENHO PRODUTIVO DE FRANGO AKAR PUTRA

3.1 Resumo

Este estudo foi realizado para investigar o efeito de alimentos fermentados em estado sólido (SSFF) com e sem probiótico preparado (PP) no peso corporal vivo, no ganho de peso, no consumo de ração e no rácio de conversão alimentar de um frango local da Malásia (Akar Putra). Um total de 96 pintos Akar Putra com um dia de idade foram distribuídos aleatoriamente por quatro tratamentos dietéticos (24 frangos/tratamento), com 3 réplicas para cada um (8 frangos/replicas). Os quatro tratamentos dietéticos foram o controlo T1 (sem suplemento), a dieta suplementada de SSFF com probiótico no segundo tratamento foi preparada à taxa 1:1:1 (1 kg de ração comercial para frangos de carne + 1 litro de água da torneira + 1 grama de PP). Enquanto a taxa foi de 1:1:2 (1 kg de ração comercial para frangos de carne + 1 litro de água da torneira + 2 gramas de PP) no terceiro tratamento. Os frangos do quarto tratamento foram alimentados com SSFF sem probiótico. As misturas de alimentação de T2, T3 e T4 foram colocadas num tabuleiro de plástico que fechou e incubou durante 38 h. a 37±2 °C para fermentação completa e utilizadas sem secagem. A suplementação dos SSFF com PP resultou num aumento significativo ($p<0{,}01$) do peso vivo dos machos e das fêmeas. Além disso, foi observado um aumento ($p<0{,}01$) no rácio de conversão alimentar das fêmeas dos tratamentos suplementados. Pode concluir-se que a utilização de alimentos fermentados húmidos com 1 e 2gm de probiótico preparado causou uma melhoria significativa no desempenho produtivo do frango Akar Putra, especialmente nas caraterísticas de peso vivo e taxa de crescimento.

3.2 Material e método

3.2.1 *Preparação de alimentos fermentados para animais*

Foi adquirida nos mercados locais uma dieta comercial de arranque e de acabamento para frangos de carne (quadro 3). Os pintos Akar Putra foram alimentados com uma dieta de arranque durante as primeiras três semanas e, em seguida, transferidos para uma dieta de acabamento, que foi utilizada durante o resto do período experimental, que durou 12 semanas.

O alimento fermentado (alimento de fermentação em estado sólido + probiótico preparado) foi preparado à razão de 1:1:1 (1 kg de alimento comercial para frangos de carne + 1 litro de água da torneira + 1 grama de probiótico preparado) no segundo tratamento. Enquanto a taxa foi de 1:1:2 (1 kg de ração comercial para frangos de corte + 1 litro de água da torneira + 2 gramas de probiótico preparado) no terceiro tratamento. No quarto tratamento, o SSFF foi preparado na proporção de 1:1 (1 kg de ração comercial para frangos de corte + 1 litro de água da torneira). Estas misturas foram colocadas num tabuleiro de plástico fechado e incubadas durante 38 h. a 37±2 °C para uma fermentação completa e utilizadas sem secagem.

O probiótico foi preparado no laboratório de tecnologia avícola da Faculdade de Agricultura da Universidade de Bagdade, no Iraque. De acordo com o rótulo informativo do fabrico, cada grama de PP contém, pelo menos, 109 ufc de *LactoBacillus acidophilus*, *Bacillus subtilis*, *Bifidobacterium* e, pelo menos, 108 ufc de *Saccharomyces cervisia.* A ração fermentada foi caracterizada por uma concentração elevada de ácido lático (até 260 mmol/ kg de ração) e quantidades moderadas de ácido acético (20-30 mmol/ kg de ração), um número elevado de bactérias do ácido lático (Log 9-10 cfu/ g. ração) e PH de aproximadamente 4,5-5,0 como descrito por [168].

3.2.2 *Criação de galinhas e conceção experimental*

A experiência foi realizada na exploração avícola da Faculdade de Medicina Veterinária da Universidade de Putra Malásia (UPM) e teve como objetivo estudar a proporção adequada de substituição da ração húmida por ração fermentada. Um total de 96 pintos Akar Putra com um dia de idade foram distribuídos aleatoriamente (CRD) pelos quatro grupos experimentais e foram alimentados da seguinte forma

T1: Grupo de controlo alimentado com ração seca.

T2: Alimentado com uma mistura de ração húmida preparada à razão de 1:1:1 (1 kg de ração comercial para frangos de carne+ 1 litro de água da torneira+ 1 grama de PP).

T3: Alimentado com uma mistura de ração húmida preparada à razão de 1:1:2 (1 kg de ração comercial para frangos de carne + 1 litro de água da torneira + 2 gramas de PP).

T4: Alimentado com uma mistura de ração húmida preparada à razão de 1:1 (1 kg de ração comercial para frangos de carne + 1 litro de água da torneira).

Cada grupo de tratamento foi repetido três vezes com 8 pintos por réplica. As aves foram alojadas em gaiolas em bateria com oito aves (4 machos e 4 fêmeas) por compartimento (5 "x 4 "x1,5"). Uma vez que os pintainhos foram criados em recinto aberto, foram proporcionadas temperaturas e humidade estáveis e um horário de luz constante, bem como acesso ad libitum a água e ração durante toda a experiência. Além disso, não foi efectuada qualquer vacinação durante todo o período da experiência.

3.2.3 *Processo de amostragem e métodos de análise*

O peso corporal, o ganho de peso semanal, o consumo de ração e o rácio de conversão alimentar dos machos e das fêmeas foram registados separadamente desde a semana 1 até à semana 12. A taxa de crescimento foi calculada na idade de comercialização com base na fórmula referida por [169]. No mesmo sentido, o rácio de variação dos parâmetros de desempenho da produção foi calculado com base na fórmula mencionada por [170].

3.2.4 *Análise estatística*

Os dados gerados pela presente experiência foram submetidos a uma análise estatística utilizando o procedimento do Modelo Linear Geral (MLG) de

Pacote de software estatístico SAS [171]. Quando se registaram diferenças significativas, as médias foram comparadas utilizando os testes de intervalos múltiplos de Duncan [172].

3.3 Resultados e discussão

Houve uma interação altamente significativa para a utilização de probióticos em comparação com o grupo de controlo, o que indica que a fermentação de 1 e 2 gm de probióticos na dieta teve efeitos dependentes nas caraterísticas avaliadas. As Tabelas 12 e 13 mostram que o peso corporal mais elevado no final do período experimental foi de 1495,3 gm para os machos quando se utilizaram 2 gm de PP e 1238 gm para as fêmeas quando se utilizou 1 gm de PP. Curiosamente, a utilização da mistura SSFF sem PP no T4 não obteve quaisquer resultados positivos nos parâmetros de produção de ambos os sexos, em comparação com o tratamento de controlo. Estas descobertas são opostas aos resultados descritos por [179][180]. Os autores relataram que os parâmetros de produção não foram afectados pela suplementação dietética com probióticos e leveduras. Por outro lado, os resultados são consistentes com o facto de os aditivos naturais para a alimentação animal, como os probióticos, serem materiais muito importantes que podem melhorar a taxa de crescimento, o ganho de peso diário, a eficiência da utilização dos alimentos e o desempenho produtivo [96].

O consumo total de ração nos machos foi semelhante nos grupos que receberam probióticos e no grupo de controlo (Tabela 14), corroborando resultados anteriores relatados para o consumo de ração aos 21 dias [191][192] e aos 42 dias de idade [193][194]. No entanto, o consumo total de ração foi ligeiramente maior quando 2 g de probióticos foram administrados às fêmeas (Tabela 15), corroborando os resultados anteriores de [195].

As Tabelas 16 e 17 mostram que a superioridade no ganho de peso das aves que receberam probióticos em relação ao grupo de controlo começou a partir da fase inicial (1-21 dias). Estes resultados são contrários aos resultados relatados por [196][197][191]. Essa distinção continuou durante o período de crescimento até a idade de comercialização.

No geral, os grupos alimentados com probióticos tiveram melhor conversão alimentar ($p<0,01$) (Tabela 18 e 19) em comparação com os outros grupos. No entanto, não se observou qualquer diferença entre os tratamentos com probióticos e o grupo de controlo nos machos no período total de avaliação (1 a 84 dias). O valor de conversão alimentar foi mais elevado ($p<0,01$) no grupo de controlo em comparação com os tratamentos com probióticos nos períodos de 1 a 14, 28 a 42 e 63 a 84 dias de idade nos machos. Enquanto nas fêmeas, foi maior nos períodos de 1 a 14, 28 a 35 e 42 a 84 dias de idade. A melhor conversão alimentar observada nos grupos alimentados com probióticos em relação ao grupo controle evidencia a razão dos maiores índices de ganho de peso, uma vez que quase todos os tratamentos apresentaram consumo de ração semelhante. Estas conclusões são semelhantes aos resultados descritos por

[198][199][181]. Os autores relataram uma pior conversão alimentar no grupo de controlo quando comparado com grupos de frangos de carne e perus alimentados com probióticos à base de *LactoBacillus* sp e *Saccharomyces cerevisiae* nas dietas, respetivamente.

As aves alimentadas com probiótico apresentaram menor consumo de ração ($p<0,01$) associado à melhora da conversão alimentar em quase todos os períodos avaliados ($p<0,01$), que foram decisivos para resultar no alto ganho de peso ($p<0,01$) observado nessas aves. Embora tenham sido observadas elevadas diferenças significativas de desempenho entre esses grupos na fase de terminação (36-84 dias), o aumento ($p<0,05$) na taxa de crescimento foi suficiente para influenciar positivamente o desempenho das aves alimentadas com probióticos no período total de criação (1-84 dias). Foram obtidos resultados semelhantes quando se utilizou ração fermentada com probiótico numa forma seca como dieta diária de frango Akar Putra [195]. Os resultados dessa experiência revelaram uma notável melhoria significativa ($P<0,01$) dos tratamentos com suplementos em relação ao grupo de controlo em todas as medições do peso corporal dos machos e das fêmeas, do ganho de peso, do consumo de ração e da taxa de conversão alimentar. Além disso, os melhores resultados foram indicados nos frangos alimentados com uma mistura de ração seca com 1 g de probiótico. Além disso, esses resultados corroboram as conclusões de [200][201][202][203], mas são, no entanto, opostos aos relatados por [204][205].

Com base nos resultados da investigação e na discussão, pode concluir-se que a utilização de alimentos fermentados húmidos com 1 e 2 g de probiótico preparado provocou uma melhoria significativa no desempenho produtivo do frango Akar Putra. A suplementação da reflexão probiótica aparece de forma proeminente no peso corporal vivo, bem como nas caraterísticas da taxa de crescimento. Presume-se que a fermentação da ração melhora, de um modo geral, a ecologia bacteriana do trato gastrointestinal e a resposta imunitária dos pintos Akar Putra, pelo que constitui uma nova estratégia futura para controlar as doenças das galinhas.

Tabela 12: Efeito da suplementação da dieta com probiótico à taxa de (1 e 2g PP: 1 Kg de alimento: 1 litro de água) no peso corporal médio semanal (g) de pintos *machos* Akar Putra criados até às 12 semanas de idade.

Week	Treatments			
	T1	T2	T3	T4
1	62.7±3.48	62.67±3.76	63.3±3.48	54.7±2.96
2	$104±2.89^{b}$	$129±2.08^{a}$	$130.3±2.33^{a}$	$108.7±2.6^{b}$
3	$150±4.04^{b}$	$184.7±2.96^{a}$	$157.7±3.76^{b}$	$128.3±2.73^{c}$
4	$277±6.93^{a}$	$247.3±5.55^{b}$	$254.7±5.81^{b}$	$213.3±4.81^{c}$
5	345±11.55	348±9.87	359.3±10.98	319.3±10.14
6	$499±14.43^{c}$	$548.3±11.41^{b}$	$593±11.93^{a}$	$462±10.41^{c}$
7	$610±9.82^{c}$	$653.7±8.69^{b}$	$712.3±9.24^{a}$	$631.7±9.53^{bc}$
8	$869±11.55^{a}$	$830±8.69^{b}$	$822±10.69^{b}$	$751.3±10.98^{c}$
9	$1041±17.9^{a}$	$922±15.37^{bc}$	$971±16.2^{b}$	$909.3±15.65^{c}$
10	$1165±19.05^{a}$	$1085±17.35^{bc}$	$1140.3±16.8^{ab}$	$1033.3±15.98^{c}$
11	$1290±20.21^{ab}$	$1235.3±18.78^{b}$	$1313.7±18.22^{a}$	$1127±17.67^{c}$
12	$1390±20.79^{b}$	$1406±19.93^{b}$	$1495.3±20.21^{a}$	$1248.3±19.36^{c}$
Growth Rate	$190.3±0.34^{bc}$	$191.2±0.43^{ab}$	$191.5±0.35^{a}$	$189.8±0.28^{c}$

- Mean values with common superscript in row differ significantly (P < 0.01).
- The values of growth rate differ significantly (P<0.05).

Tabela 13: Efeito da suplementação da dieta com probiótico à taxa de (1 e 2g PP: 1 Kg de alimento: 1 litro de água) no peso corporal médio semanal (g) de pintos Akar Putra *fêmeas* criados até às 12 semanas de idade.

Week	Treatments			
	T1	T2	T3	T4
1	61.7±3.76	62±3.22	62.7±2.96	54.3±2.73
2	$104.2±3.06^{b}$	$129±2.08^{a}$	$130.7±2.6^{a}$	$108.3±2.33^{b}$
3	$178.3±4.3^{a}$	$185.3±3.48^{a}$	$157.7±3.76^{b}$	$129±3.22^{c}$
4	$277.1±7.04^{a}$	$248.7±6.64^{b}$	$254.3±5.55^{b}$	$215±6.08^{c}$
5	344.7±11.26	348.7±10.41	359±10.69	319.3±10.14
6	$468.3±13.86^{a}$	$422±11.93^{b}$	$425.7±12.47^{b}$	$367.7±12.47^{c}$
7	$516.7±9.53^{a}$	$544.3±9.24^{a}$	$520.5±9.39^{a}$	$470.7±8.69^{b}$
8	$624.3±11.78^{b}$	$668.7±10.41^{a}$	$639±10.69^{ab}$	$569.7±11.26^{c}$
9	714.7±17.61	763.3±15.65	735.3±16.48	692±16.2
10	$815.3±18.48^{b}$	$892.7±17.07^{a}$	$839.3±17.63^{ab}$	$779±18.19^{b}$
11	$876.7±19.92^{b}$	$1058±18.5^{a}$	$927±17.67^{b}$	$877.7±18.22^{b}$
12	$937.3±20.21^{c}$	$1238±19.08^{a}$	$1028.7±19.54^{b}$	$987.7±18.8^{bc}$
Growth Rate	$186.2±0.52^{c}$	$190.2±0.34^{a}$	$188.063±0.32^{b}$	$187.325±0.32^{bc}$

- Mean values with common superscript in row differ significantly (P < 0.01).
- Mean values at week 10 differ significantly (P<0.05).

Quadro 14: Efeito da suplementação da dieta com probiótico à taxa de (1 e 2g PP: 1 Kg de alimento: 1 litro de água) no consumo semanal de ração (g) de pintos *machos* Akar Putra criados até às 12 semanas de idade.

Week	Treatments			
	T1	T2	T3	T4
1	44±4.04	45.7±3.76	44.8±3.9	47.5±3.62
2	82±2.89	80.7±2.6	79.9±2.77	80.8±2.72
3	126±6.93^{a}	99.3±6.36^{b}	99±6.08^{b}	103.3±5.55^{b}
4	196±5.2^{b}	204±4.36^{b}	277.7±4.91^{a}	174.3±4.63^{c}
5	270±6.93^{b}	247±6.08^{c}	222.7±5.81^{d}	317.7±6.64^{a}
6	269±9.82^{c}	338.3±9.24^{b}	319.7±9.53^{b}	437.7±8.69^{a}
7	407±11.55^{b}	389.7±19.41^{b}	419±10.69^{b}	502.7±11.26^{a}
8	410±13.28	458.7±12.14	452.7±12.99	450.3±11.87
9	500±12.12^{a}	429.3±10.71^{b}	459.3±11.55^{b}	528.7±11.84^{a}
10	440±14.43^{d}	583±13.58^{a}	538.3±13.01^{b}	491.7±13.3^{c}
11	534±16.17^{b}	504±15.31^{b}	588±14.47^{a}	384.3±15.59^{c}
12	507±15.59^{b}	508.7±14.45^{b}	620±13.89^{a}	429±14.73^{c}
Total	3785±118.93	3888.3±108.99	4121±109.57	3948±110.36

- Mean values with common superscript in row differ significantly ($P < 0.01$).
- Mean values at week 3 differ significantly ($P<0.05$).

Tabela 15: Efeito da suplementação da dieta com probiótico à taxa de (1 e 2g PP: 1 Kg de alimento: 1 litro de água) no consumo semanal de ração (g) de pintos Akar Putra *fêmeas* criados até às 12 semanas de idade.

Week	Treatments			
	T1	T2	T3	T4
1	44.1±4.13	45.7±3.76	43.7±2.96	47.3±3.48
2	82.3±3.15	80.7±2.61	79.3±2.33	80±2.082
3	125.3±6.36^{a}	98±5.29^{b}	99±6.08^{b}	104.3±6.36^{b}
4	195.7±4.91^{c}	332±3.61^{a}	276.7±4.1^{b}	174±4.36^{d}
5	230.7±6.64^{bc}	246.3±5.55^{b}	221.3±4.81^{c}	315.7±5.04^{a}
6	276.3±9.24^{a}	281.3±8.41^{a}	199.7±8.69^{b}	220±8.15^{b}
7	248.3±10.98^{b}	302±9.87^{a}	209.7±10.41^{c}	247.3±10.14^{b}
8	289.7±12.99^{a}	246.3±11.05^{b}	207.7±11.32^{c}	291.3±10.27^{a}
9	266.7±11.84^{b}	293.7±10.17^{ab}	163±9.64^{c}	326.3±10.71^{a}
10	357.7±14.15^{a}	308.3±13.02^{b}	205.7±13.3^{c}	269±12.74^{b}
11	260±15.31^{b}	369±14.47^{a}	181±15.301^{c}	330.3±15.59^{a}
12	307.3±14.17^{b}	358.7±14.45^{a}	194.3±15.02^{c}	313.3±14.17^{ab}
Total	2684.1±113.83^{a}	2962±102.11^{a}	2081±103.74^{b}	2719±102.92^{a}

- Mean values with common superscript in row differ significantly ($P < 0.01$).
- Mean values at week 3 differ significantly ($P<0.05$).

Tabela 16: Efeito da suplementação da dieta com probiótico à taxa de (1 e 2g PP: 1 Kg de alimento: 1 litro de água) no ganho de peso semanal de pintos *machos* Akar Putra criados até às 12 semanas de idade.

Week	Treatments			
	T1	T2	T3	T4
1	28±1.73^{a}	31±1.73^{a}	31±1.73^{a}	22±1.73^{b}
2	41.3±0.67^{c}	66.3±1.76^{a}	67±1.16^{a}	54±0.58^{b}
3	46±1.16^{b}	55.7±0.88^{a}	27.3±1.45^{c}	19.7±0.67^{d}
4	127±2.89^{a}	62.7±2.6^{d}	97±2.08^{b}	85±2.08^{c}
5	68±4.62^{b}	100.7±4.33^{a}	104.7±5.21^{a}	106±5.51^{a}
6	154±2.89^{c}	200.3±1.67^{b}	233.7±1.45^{a}	142.7±1.67^{d}
7	111±4.62^{bc}	105.3±2.85^{c}	119.3±2.85^{b}	169.7±2.4^{a}
8	259±1.73^{a}	176.3±1.2^{b}	109.7±1.45^{d}	119.7±1.45^{c}
9	172±6.35^{a}	92±5.51^{c}	149±5.51^{b}	158±4.73^{ab}
10	124±1.16^{c}	163±2.08^{b}	169.3±0.67^{a}	124±0.58^{c}
11	125±1.16^{c}	150.3±1.45^{b}	173.3±1.45^{a}	93.7±1.76^{d}
12	100±0.58^{d}	170.7±1.2^{b}	181.7±2.19^{a}	121.3±1.86^{c}
Total	1355.3±19.06^{b}	1374.3±17.9^{b}	1463±18.48^{a}	1215.7±18.19^{c}

- Mean values with common superscript in row differ significantly ($P < 0.01$).
- Mean values at week 1 differ significantly ($P<0.05$).

Tabela 17: Efeito da suplementação da dieta com probiótico à taxa de (1 e 2g PP: 1 Kg de alimento: 1 litro de água) no ganho de peso semanal de pintos *fêmeas* Akar Putra criados até às 12 semanas de idade.

Week	Treatments			
	T1	T2	T3	T4
1	28±1.73^{a}	31±1.73^{a}	31±1.73^{a}	22±1.73^{b}
2	42.5±0.74^{c}	67±1.16^{a}	68±0.58^{a}	54±0.58^{b}
3	74.1±1.24^{a}	56.3±1.45^{b}	27±1.16^{c}	20.7±0.88^{d}
4	98.8±2.74^{a}	63.3±3.18^{c}	96.7±1.86^{a}	86±2.89^{b}
5	67.5±4.22^{b}	100±3.79^{a}	104.7±5.21^{a}	104.3±4.06^{a}
6	123.7±2.6^{a}	73.3±1.67^{b}	66.7±1.86^{b}	48.3±2.33^{c}
7	48.3±4.33^{c}	122.3±2.85^{a}	94.8±3.17^{b}	103±3.79^{b}
8	107.6±2.27^{b}	124.3±1.2^{a}	118.5±1.32^{a}	99±2.65^{c}
9	90.4±5.84^{b}	94.7±5.24^{b}	96.3±5.78^{b}	122.3±4.98^{a}
10	100.7±0.88^{b}	129.3±1.45^{a}	104±1.16^{b}	87±2.08^{c}
11	61.3±1.45^{d}	165.3±1.45^{a}	87.7±0.67^{c}	98.7±0.67^{b}
12	60.7±0.33^{d}	180±0.58^{a}	101.7±2.19^{c}	110±0.58^{b}
Total	903.7±18.19^{c}	1207±17.62^{a}	997±18.48^{b}	955.3±17.9^{bc}

- Mean values with common superscript in row differ significantly ($P < 0.01$).
- Mean values at weeks 1 and 9 differ significantly ($P<0.05$).

Tabela 18: Efeito da suplementação da dieta com probiótico à taxa de (1 e 2gm PP: 1 Kg de alimento: 1 litro de água) no rácio de conversão alimentar semanal (g .feed/ g .gain) de pintos *machos* Akar Putra criados até às 12 semanas de idade.

Week	Treatments			
	T1	T2	T3	T4
1	1.6±0.05[b]	1.5±0.04[b]	1.4±0.05[b]	2.2±0.01[a]
2	2±0.1[a]	1.2±0.07[c]	1.2±0.06[c]	1.5±0.06[b]
3	2.7±0.08[c]	1.8±0.09[d]	3.6±0.05[b]	5.3±0.32[a]
4	1.5±0.01[d]	3.3±0.07[a]	2.9±0.02[b]	2.1±0.01[c]
5	4±0.17[a]	2.5±0.05[c]	2.1±0.05[c]	3±0.09[b]
6	1.8±0.03[b]	1.7±0.03[b]	1.4±0.04[c]	3.1±0.07[a]
7	3.7±0.26	3.7±0.19	3.5±0.17	3±0.09
8	1.6±0.04[d]	2.6±0.05[c]	4.1±0.06[a]	3.8±0.05[b]
9	2.9±0.04[c]	4.7±0.17[a]	3.1±0.04[bc]	3.4±0.03[b]
10	3.6±0.08[b]	3.6±0.04[b]	3.2±0.07[c]	4±0.1[a]
11	4.3±0.09[a]	3.4±0.07[b]	3.4±0.06[b]	4.1±0.09[a]
12	5.1±0.13[a]	3±0.07[c]	3.4±0.04[b]	3.5±0.06[b]
Total	2.8±0.05[b]	2.8±0.04[b]	2.8±0.04[b]	3.3±0.04[a]

- Mean values with common superscript in row differ significantly ($P < 0.01$).

Tabela 19: Efeito da suplementação da dieta com probiótico à taxa de (1 e 2gm PP: 1 Kg de alimento: 1 litro de água) no rácio de conversão alimentar semanal (g .feed/ g .gain) de pintos Akar Putra *fêmeas* criados até às 12 semanas de idade.

Week	Treatments			
	T1	T2	T3	T4
1	1.6±0.05[b]	1.5±0.04[bc]	1.4±0.03[c]	2.2±0.02[a]
2	1.9±0.11[a]	1.2±0.06[c]	1.2±0.04[c]	1.5±0.05[b]
3	1.7±0.06[c]	1.7±0.05[c]	3.7±0.07[b]	5±0.1[a]
4	2±0.01[c]	5.3±0.21[a]	2.9±0.02[b]	2±0.02[c]
5	3.4±0.12[a]	2.5±0.04[c]	2.1±0.06[d]	3±0.07[b]
6	2.2±0.03[d]	3.8±0.05[b]	3±0.06[c]	4.6±0.05[a]
7	5.3±0.7[a]	2.5±0.13[b]	2.2±0.18[b]	2.4±0.19[b]
8	2.7±0.07[b]	2±0.07[c]	1.8±0.08[d]	2.9±0.04[a]
9	3±0.06[a]	3.1±0.07[a]	1.7±0.01[c]	2.7±0.02[b]
10	3.6±0.11[a]	2.4±0.08[c]	2±0.11[d]	3.1±0.08[b]
11	4.2±0.15[a]	2.2±0.07[c]	2.1±0.18[c]	3.3±0.16[b]
12	5.1±0.21[a]	2±0.07[c]	1.9±0.11[c]	2.8±0.11[b]
Total	3±0.07[a]	2.5±0.05[b]	2.1±0.07[c]	2.8±0.06[a]

- Mean values with common superscript in row differ significantly ($P < 0.01$).

CAPÍTULO 4

EFEITOS DE ALIMENTOS FERMENTADOS COM PROBIÓTICO IRAQUIANO PROBIÓTICO IRAQUIANO NA PRODUÇÃO DE FRANGOS DE CARNE E NA MORFOLOGIA

4.1 Resumo

A presente experiência foi realizada para avaliar o efeito da ração húmida e da ração fermentada na morfologia e histologia intestinais de pintos de carne. Um total de 360 pintos de carne Ross 308 com um dia de idade foram distribuídos aleatoriamente (CRD) em seis grupos de tratamento. Os pintos dos seis grupos de tratamento: (T1) Grupo de controlo alimentado com ração seca; (T2) Alimentado com ração húmida (1:1, ração: água); (T3) 25% de ração fermentada + 75% de ração seca; (T4) 50% de ração fermentada + 50% de ração seca; (T5) 75% de ração fermentada + 25% de ração seca e (T6) 100% de ração fermentada durante todo o período experimental. Cada grupo de tratamento foi repetido três vezes com 20 pintos por réplica. Os pintos foram criados numa sala com temperatura e humidade controladas, com um horário de luz constante de 24 horas e acesso ad libitum a água e ração durante todo o período experimental, que durou seis semanas. Os dados mostraram que todas as taxas de ração fermentada, especialmente 100%, tiveram efeitos dependentes nas caraterísticas de produção avaliadas. Além disso, aumentou significativamente ($P < 0,05$) o peso relativo e o comprimento do intestino fino. Da mesma forma, aumentou a altura das vilosidades, a profundidade das criptas e a percentagem da altura das vilosidades em relação à profundidade das criptas no duodeno, jejuno e íleo. Em conclusão, os resultados da presente experiência indicaram que os alimentos fermentados com probióticos seriam economicamente benéficos, melhorando a produção de frangos de carne como consequência da melhoria da sua morfologia intestinal.

4.2 Material e método

4.2.1 *Preparação de alimentos fermentados para animais*

Uma dieta comercial de arranque e de acabamento para frangos de carne (Quadro 3) foi adquirida nos mercados locais. Os pintos foram alimentados com uma dieta de arranque durante as primeiras três semanas e, depois, transferidos para a dieta de acabamento, que foi utilizada durante o resto do período experimental, que durou 6 semanas.

As rações integrais de arranque e de acabamento foram fermentadas em duas fases; na primeira fase, os alimentos foram humedecidos com água (1 litro de água: 1 kg de ração). Na segunda fase, o alimento humedecido foi colocado num tabuleiro de plástico e inoculado com probiótico preparado (PP) à razão de 10 gramas de PP por cada quilograma de alimento. Depois, os tabuleiros de plástico foram fechados e incubados durante 48 h. a 37±2 °C para uma fermentação completa.

O probiótico foi preparado no laboratório de tecnologia avícola da Faculdade de Agricultura da Universidade de Bagdade, no Iraque. De acordo com o rótulo informativo do fabrico, cada grama de PP contém pelo menos 109 ufc de *LactoBacillus acidophilus*, *Bacillus subtilis*, *Bifidobacterium* e pelo menos 108 ufc de *Saccharomyces cervisia.* A ração fermentada foi caracterizada por uma concentração elevada de ácido lático (até 260 mmol/ kg de ração) e quantidades moderadas de ácido acético (20-30 mmol/ kg de ração), um número elevado de bactérias do ácido lático (Log 9-10 cfu/ g. ração) e PH de aproximadamente 4,5-5,0 como descrito por [168].

4.2.2 *Criação de galinhas e conceção experimental*

A experiência foi realizada na quinta de investigação avícola - Faculdade de Agricultura - Universidade de Al-Mothanna, e teve como objetivo estudar a proporção adequada de substituição de alimentos secos por alimentos fermentados. Um total de 360 pintos de carne Ross 308 com um dia de idade foram distribuídos aleatoriamente (CRD) nos seis grupos experimentais e foram alimentados diariamente da seguinte forma:

T1: Grupo de controlo alimentado com ração seca.

T2: Alimentado com ração húmida (1:1, ração: água).

T3: 25% de alimento fermentado + 75% de alimento seco.

T4: 50% de alimento fermentado + 50% de alimento seco.

T5: 75% de alimentos fermentados + 25% de alimentos secos.

T6: alimentação 100% fermentada durante todo o período experimental.

Cada grupo de tratamento foi repetido três vezes com 20 pintos por réplica. Os pintos foram criados em gaiolas em bateria (1,5 × 1,0 m) com quatro níveis. Os pintos foram criados numa sala com temperatura e humidade controladas, com um horário de luz constante de 24 horas e acesso ad libitum a água e ração durante toda a experiência.

4.2.3 *Processo de amostragem e métodos de análise*

Foram registados os parâmetros de produção, incluindo o peso corporal final e o rácio de conversão alimentar semanal. No final do ensaio de alimentação, seis aves por tratamento foram selecionadas ao acaso e abatidas para amostragem. O peso e o comprimento das partes intestinais e o peso e comprimento relativos das partes intestinais foram calculados em função do peso corporal vivo.

As partes intestinais foram cuidadosamente separadas: ansa duodenal, jejuno, as secções médias do intestino entre o duodeno e o divertículo de Mackles, e íleo, localizado entre o divertículo de Mackles e a junção ileocecal. O ceco também foi separado do local da junção ileocecal e o seu peso e comprimento relativos foram calculados. Foram colhidas amostras de partes do intestino para estudo histológico. As amostras foram fixadas em formalina tamponada a 10% e incluídas em parafina. Foram cortadas secções de três micrómetros em micrótomo e coradas com hematoxilina e eosina. As lâminas foram medidas por microscopia ótica para medir a profundidade das criptas, a altura das vilosidades e a altura das vilosidades/profundidade das criptas. As medições da altura das vilosidades e da profundidade das criptas foram efectuadas apenas em secções em que o plano da secção corria verticalmente desde o topo das vilosidades até à base de uma cripta adjacente. Os valores apresentados são médias de 7 amostras de vilosidades medidas desde a ponta até à boca da cripta e 7 criptas associadas medidas desde a boca da cripta até à base [206].

4.2.4 *Análise estatística*

Os dados gerados pela presente experiência foram submetidos a uma análise estatística utilizando o procedimento do modelo linear geral (GLM) do pacote de software estatístico SAS [173]. Quando se registaram diferenças significativas, as médias foram comparadas utilizando os testes de gama múltipla de Duncan [172].

4.3 Resultados

Verificou-se uma interação significativa na utilização de alimentos fermentados com probiótico em comparação com o grupo de controlo. Os resultados revelaram que o uso de 25%, 50%, 75% e 100% de ração fermentada com probiótico preparado (PP) na alimentação diária teve efeitos dependentes nas caraterísticas avaliadas. Os frangos do grupo T6 obtiveram maior ($P < 0,01$) peso corporal (2092,87 g), seguido por: T5 (1971,44 g), T4 (1901,99 g), T3 (1862,97 g), T2 (1799,88 g) e o controlo (1700,30 g). De facto, foi demonstrado que os frangos que receberam ração fermentada com PP apresentaram um rácio de conversão alimentar inferior ($P < 0,05$) ao do grupo de controlo no final da experiência (Quadro 20).

As medidas morfológicas do duodeno, jejuno, íleo e ceco são apresentadas nas tabelas 21 e 22. As aves alimentadas com ração fermentada apresentaram maior ($P \leq 0,05$) peso relativo e comprimento relativo do duodeno, jejuno, íleo e ceco quando comparadas com as aves alimentadas com a ração seca de controlo. Com o aumento das percentagens de alimento fermentado na dieta, estes parâmetros aumentaram significativamente ($P \leq 0,05$).

O tratamento dietético teve um efeito significativo ($P \leq 0,05$) na altura das vilosidades, na profundidade das criptas e na relação entre a altura das vilosidades e a profundidade das criptas no duodeno (Tabela 23), no jejuno (Tabela 24) e no íleo (Tabela 25). As aves alimentadas com a ração fermentada apresentaram maior ($P \leq 0,05$) altura das vilosidades e profundidade das criptas no duodeno, jejuno e íleo do que as aves alimentadas com ração seca de controlo completo. Estas aves também apresentaram um rácio mais elevado ($P \leq 0,05$) entre a altura das vilosidades e a profundidade das criptas em todas estas três partes.

4.4 Discussão

Foram obtidos impactos dependentes nos parâmetros de produção com a utilização de 25%, 50%, 75% e 100% de ração fermentada com probiótico preparado (PP) na alimentação diária dos frangos de carne. Também foram dadas indicações sobre os efeitos positivos dos probióticos para o frango Akar Putra em estudos anteriores que utilizaram *LactoBacillus acidophilus*, *Bacillus subtilis*, *Bifidobacterium* e *Saccharomyces cervisia* com ração fermentada seca [195], ração fermentada húmida

[207]. Este resultado pode ser fortemente apoiado, uma vez que foi claramente demonstrado que o rácio de conversão alimentar é pior no grupo de controlo quando comparado com grupos de poedeiras e perus alimentados com probióticos à base de *LactoBacillus* sp. e *Saccharomyces cerevisiae* na alimentação [199][181][195]. Em contrapartida, [178] não encontrou qualquer influência do probiótico no rácio de conversão alimentar. Além disso, [180] e [179] referiram que o consumo de ração e o rácio de conversão alimentar dos frangos de carne não foram afectados pela suplementação com probióticos e leveduras na dieta. A razão para o efeito variável dos aditivos biológicos pode ser confundida por variações na flora intestinal e nas condições ambientais [184]. Alguns investigadores referiram que, quando os pintos eram alojados num ambiente limpo, um probiótico não afectava o desempenho [120].

No presente estudo, os parâmetros morfológicos e histológicos das partes do aparelho digestivo foram melhorados nos pintos de carne alimentados com alimentos fermentados do que nos frangos alimentados com a dieta de controlo. Estes resultados estão de acordo com [206][208]. A altura das vilosidades em relação à profundidade das criptas é uma medida muito útil para estimar a capacidade de absorção do intestino delgado. Acredita-se que a digestão e a absorção máximas ocorrem à medida que a altura das vilosidades aumenta em relação à profundidade da cripta [208]. As alterações na morfologia intestinal, como a redução da altura das vilosidades e a profundidade da cripta, também podem indicar a presença de toxinas [206]. No presente estudo, observou-se um aumento da altura das vilosidades e um aumento da relação entre a altura das vilosidades e a profundidade das criptas em frangos alimentados com ração fermentada em comparação com ração não fermentada. O aumento da altura das vilosidades e da relação entre a altura das vilosidades e a profundidade das criptas pode estar associado ao aumento do número de bactérias benéficas como *Lactobcilli, Bifidobacterium, Bacillus*

subtilis, e *Sacchromyces cervisia* [206][209]. Os alimentos fermentados foram caracterizados por um elevado número de bactérias do ácido lático (Log 9-10 ufc/g de alimento) e um pH de aproximadamente 4,5-5,0, tal como descrito por [168]. O aumento da altura das vilosidades e da relação entre a altura das vilosidades e a profundidade da cripta produziu uma estrutura intestinal mais orientada para a digestão, com melhor potencial de absorção e hidrólise, bem como exigindo menos nutrientes para a manutenção intestinal. Assim, a estrutura intestinal do duodeno, jejuno e íleo é mais favorável para a ave e pode ajudar a explicar a melhoria no ganho de peso e na conversão alimentar [210][211]. Os bons resultados obtidos com a ração SSF podem ser atribuídos à maior produção de metabólitos microbianos secundários durante a fermentação sólida. Estes metabolitos incluem o ácido orgânico (ácido lático) produzido pelos *Lactobacilos*, enzimas (amilase e protease) e substâncias antimicrobianas como a iturina e a surfactina que são produzidas pela bactéria *Bacillus subtilis* durante a fermentação sólida.

Conclusivamente, os resultados deste estudo indicaram que o uso de rações fermentadas com probiótico causou uma melhoria significativa na estrutura intestinal dos frangos de corte, incluindo a altura das vilosidades e a relação entre a altura das vilosidades e a profundidade das criptas. Além disso, verificou-se que o nível de melhoria nas caraterísticas avaliadas tem uma relação positiva com a taxa de fermentação da ração. Esta constatação pode ainda ser apoiada pelo facto de, no nosso estudo, se ter verificado um peso corporal mais elevado nos frangos tratados, em resultado da melhoria da taxa de conversão alimentar, o que conduziu provavelmente a um aumento das bactérias úteis no trato gastrointestinal.

Tabela 20. Efeito de 25%, 50%, 75% e 100% de ração fermentada com probiótico no rácio de conversão alimentar FCR (g de alimento/g de ganho de peso) de frangos de carne.

Treatments	Week					Mean FCR
	1	2	3	4	5	
T1	1.57± 0.01a	1.60± 0.03a	1.66± 0.03a	1.73± 0.02a	1.87± 0.03a	1.69± 0.04a
T2	1.54±0.02ab	1.57± 0.02ab	1.63± 0.03ab	1.70± 0.04ab	1.80± 0.02b	1.65± 0.02b
T3	1.52± 0.03ab	1.55± 0..01b	1.61± 0.01b	1.67± 0.01bc	1.75± 0.03c	1.62± 0.03b
T4	1.51± 0.01b	1.54± 0.03b	1.60± 0.03bc	1.65± 0.03c	1.72± 0.02c	1.60± 0.02b
T5	1.51± 0.02b	1.54± 0.02b	1.59± 0.01bc	1.64± 0..01cd	1.70± 0.01c	1.60± 0.03b
T6	1.49± 0.02b	1.52± 0.03b	1.56± 0.02c	1.60± 0.02d	1.65± 0.03d	1.56± 0.01c
Significant level	*	*	*	*	*	*

T1: Control group fed on dry feed. **T2:** fed on wetting feed (1:1, feed: water). **T3:** 25% fermented feed + 75% dry feed. **T4:** 50% fermented feed + 50% dry feed. **T5:** 75% fermented feed + 25% dry feed. **T6:** 100% fermented feed throughout the experimental period. Mean values with common superscript (^{a,d}) in columns differ significantly ($P < 0.05$).

Tabela 21. O efeito de 25%, 50%, 75% e 100% de alimentos fermentados com probiótico no peso relativo do intestino delgado e do ceco (%) de frangos de carne.

Treatments	The relative weight				
	The small intestine	Duodenum	jejunum	Ileum	Cecum
T_1	3.7±0.031d	0.5± 0.007d	1.46± 0.021d	1.7± 0.018d	0.45± 0.004c
T_2	4.1± 0.026c	0.69 ± 0.005c	1.5± 0.012c	1.84± 0.022c	0.50± 0.005c
T_3	4.80± 0.022b	0.84± 0.008b	1.8± 0.021b	2.0± 0.020b	0.57± 0.006b
T_4	4.90± 0.020b	0.8± 0.007b	1.8± 0.023b	2.13± 0.018b	0.6± 0.005b
T_5	4.96 ± 0.015	0.8 ± 0.016b	1.9± 0.010b	2.16± 0.022	0.6± 0.007b
T_6	5.7± 0.008a	1.14± 0.007a	2.17± 0.009a	2.4± 0.011a	0.72± 0.009a
Significant level	*	*	*	*	*

T1: Control group fed on dry feed. T2: fed on wetting feed (1:1, feed: water). T3: 25% fermented feed + 75% dry feed. T4: 50% fermented feed + 50% dry feed. T5: 75% fermented feed + 25% dry feed. T6: 100% fermented feed throughout the experimental period. Mean values with common superscript (^{a,d}) in columns differ significantly ($P \leq 0.05$).

Tabela 22. O efeito de 25%, 50%, 75% e 100% de alimentos fermentados com probiótico no comprimento relativo do intestino delgado e do ceco (cm/ 100 g de peso corporal) de frangos de carne.

Treatments	The relative length				
	The small intestine	Duodenum	Jejunum	Ileum	Cecum
T_1	9.97± 0.14c	1.66± 0.19d	3.96±0.40c	4.35 ± 0.42c	1.01 ± 0.1c
T_2	10.1± 0.18c	1.70 ± 0.21c	4.02± 0.43c	4.41 ± 0.47c	1.04 ± 0.11c
T_3	10.8±0.16b	1.86± 0.19b	4.18± 0.47b	4.78± 0.51b	1.14 ±0.13b
T_4	10.9± 0.21b	1.89± 0.17b	4.22± 0.37b	4.80± 0.43b	1.15 ±0.11b
T_5	10.9±0.16b	1.91± 0.2b	4.24± 0.5b	4.83± 0.48b	1.21 ± 0.17b
T_6	11.3± 0.21a	2.07 ± 0.18a	4.42 ± 0.22a	4.96 ± 0.32a	1.34 ± 0.14a
Significant level	*	*	*	*	*

T1: Control group fed on dry feed. **T2:** fed on wetting feed (1:1, feed: water). **T3:** 25% fermented feed + 75% dry feed. **T4:** 50% fermented feed + 50% dry feed. **T5:** 75% fermented feed + 25% dry feed. **T6:** 100% fermented feed throughout the experimental period. Mean values with common superscript (^{a,d}) in columns differ significantly ($P \leq 0.05$).

Tabela 23. O efeito de 25%, 50%, 75% e 100% de ração fermentada com probiótico na altura das vilosidades, na profundidade das criptas (µm) e no rácio entre a altura das vilosidades e a profundidade das criptas no duodeno de frangos de carne.

Treatments	Villus height (µm)	Crypt depth (µm)	The ratio of villus height to crypt depth
T_1	117.42 ±1.15c	15.35 ± 0.18c	7.65 ± 0.05c
T_2	122.33 ± 2.06c	15.59 ± 0.21c	7.85 ± 0.05c
T_3	141.16 ± 1.23b	17.52 ± 0.19b	8.06 ± 0.04b
T_4	146.21 ± 2.33b	17.72 ±0.18b	8.25 ± 0.08b
T_5	150.05 ± 1.17b	17.97 ± 0.2b	8.35 ± 0.07b
T_6	166.36 ± 1.42a	18.82 ± 0.18ab	8.84 ± 0.05a
Significant level	*	*	*

T1: Control group fed on dry feed. **T2:** fed on wetting feed (1:1, feed: water). **T3:** 25% fermented feed + 75% dry feed. **T4:** 50% fermented feed + 50% dry feed. **T5:** 75% fermented feed + 25% dry feed. **T6:** 100% fermented feed throughout the experimental period. Mean values with common superscript (^{a,c}) in columns differ significantly ($P \leq 0.05$).

Tabela 24. Efeito **de 25%, 50%, 75% e 100% de ração fermentada com probiótico na altura das vilosidades, na profundidade das criptas (µm) e no rácio entre a altura das vilosidades e a profundidade das criptas no jejuno de frangos de carne.**

Treatments	Villus height (µm)	Crypt depth (µm)	The ratio of villus height to crypt depth
T_1	101.12 ±1.07c	14.32 ± 0.15c	7.06 ± 0.09 c
T_2	103.67 ± 1.12c	14.44 ± 0.12c	7.18 ± 0.07c
T_3	113.22 ± 1.61b	15.18 ± 0.13b	7.46 ± 0.06b
T_4	115. 17 ± 1.22b	15.25 ± 0.21b	7.55 ± 0.05b
T_5	117.20 ± 1.16b	15.37 ± 0.2b	7.62± 0.06b
T_6	132. 18 ± 1.36a	16.41 ± 0.19a	8.05 ± 0.08a
Significant level	*	*	*

T1: Control group fed on dry feed. **T2:** fed on wetting feed (1:1, feed: water). **T3:** 25% fermented feed + 75% dry feed. **T4:** 50% fermented feed + 50% dry feed. **T5:** 75% fermented feed + 25% dry feed. **T6:** 100% fermented feed throughout the experimental period. Mean values with common superscript (^{a,c}) in columns differ significantly ($P \leq 0.05$).

Tabela 25. Efeito de 25%, 50%, 75% e 100% de ração fermentada com probiótico na altura das vilosidades, na profundidade das criptas (µm) e na razão entre a altura das vilosidades e a profundidade das criptas no íleo de frangos de corte.

Treatments	Villus height (µm)	Crypt depth (µm)	The ratio of villus height to crypt depth
T_1	41.14 ±0.53c	8.62 ±0.79c	4.77 ± 0.05c
T_2	41.77 ± 0.6c	8.70 ± 0.68c	4.80 ± 0.04c
T_3	50.18 ± 0.54b	9.81 ± 0.72b	5.12 ± 0.06bc
T_4	51.25 ± 0.65b	9.87 ± 0.71b	5.19 ± 0.07b
T_5	53.09 ±0.49b	10.11 ± 0.81b	5.25 ± 0.06ab
T_6	61.55 ± 0.56a	11.04 ± 0.64a	5.58 ± 0.05a
Significant level	*	*	*

T1: Control group fed on dry feed. **T2:** fed on wetting feed (1:1, feed: water). **T3:** 25% fermented feed + 75% dry feed. **T4:** 50% fermented feed + 50% dry feed. **T5:** 75% fermented feed + 25% dry feed. **T6:** 100% fermented feed throughout the experimental period. Mean values with common superscript (^{a,c}) in columns differ significantly ($P \leq 0.05$).

REFERÊNCIAS

[1] Shurtleff, W. e A. Aoyagi. 2007. Uma breve história da fermentação, leste e oeste. Um capítulo da história da soja e dos alimentos de soja. Centro Soyinfo, Lafayette, Califórnia.

[2] Adams, T.T., M.A. Eiteman e B.M. Honel. 2002. Solid state fermentation of broiler litter for production of biocontrol agent (Fermentação em estado sólido de cama de frango para produção de agente de biocontrolo). Bioresource Technology. 82: 33-41.

[3] Mathivanan, R. P. Selvaraj e K. Nanjappan. 2006 feeding of fermented soybean mecel on broiler performauce .Int. J. Poult. Sci., 5 (9): 866 - 872.

[4] Hatta, U.H. e B.B. Sundu. 2009. Efeito da farinha de copra fermentada por Aspergillus niger e Trichoderma spp no desempenho de frangos de carne. Seminário Internacional e Indústria Animal Bogor. 23-42.

[5] Rasud, E. 2009. Pengaruh fermentasi ampas tahu supplementasi enzim dalam ransum terhadap indeks performance. Tese, S2. Universidas Tadulako. Palu. (Resumo).

[6] Winsen, L.A. Urlings, L.J. Lipmand e F. Van Kripen. 2001. Effect of fermented feed on the microbial population of the gastrointestinal tracts of pigs. Appl. Environ. Microbiol. 67: 3071-3076.

[7] Heres, L., Wagenaar, J. A., Van Knapen. F., e Urlings, B., 2003. Passage of salmonella through the group and gizzard of broiler chickens fed with fermented liquid feed. Avian Pathology, 32, 173 - 181.

[8] Yaman, L.A., Z. Ulukanli e Y. unal. 2006. O efeito de probióticos fermentados, o kefir, na flora intestinal de gansos domesticados de aves de capoeira (Anseranser). Revue Med. Vet. 157: 371-386.

[9] Donkor, O.N., Henriksson, A., Vasilijevic, T. e Shah, N.P. 2006. Effect of acidification on the activity probiotic in yoghurt during cold storage. International Dairy J.; 16:1181-1189.

[10] Alexander, R. (2013) Does a Child Die of Hunger Every 10 Seconds? (Uma criança morre de fome a cada 10 segundos). BBC News Magazine, Acedido em 15 de outubro de 2013. http://www.bbc.co.uk/news/magazine-22935692

[11] Mack, M. (2009) Role of Technology Is Crucial in Improving Food Security. CEO da Syngenta no USDA Outlook Forum, Washington DC e Syngenta International AG, Basileia.

[12] Fuller, R. (1989) A Review: Probiotics in Man and Animals. Journal of Applied Microbiology, 66, 365-378. http://dx.doi.Org/10.1111/j.1365-2672.1989.tb05105.x

[13] Ko, S.Y., Bae, I.H., Yee, S.T., Lee, S.S., Uuganbayar, D.J., Oh, I. e Yang, C.J. (2008) Comparison of the Effect of Green Tea By-Product and Green Tea Probiotics on the Growth Performance, Meat Quality, and Immune Response of Finishing Pigs. Asian-Australasian Journal of Animal Sciences, 21, 1486-1494. http://dx.doi.org/10.5713/ajas.2008.70604

[14] Gibson, G.R. and Roberfroid, M.B. (1995) Dietary Modulation of the Human Colonic Microbiota: Introducing the Concept of Prebiotics. Journal of Nutrition, 125, 1401-1412.

[15] Hamasalim, H.J. (2015) Oligossacáridos como prebióticos. Revista de Saúde, 1, 4-9.

[16] Chou, T.-C., Rideout, D., Chou, J. e Bertino, J.R. (1991) Chemotherapeutic Synergism, Potentiation and Antagonism. In: Dulbecco, R., Ed., Encyclopedia of Human Biology, Vol. 2, Academic Press, San Diego, 371-379.

[17] Nekoubin, H. e Sudagar, M. (2012) Avaliação dos efeitos do simbiótico (Biomin Imbo) através da suplementação com dieta artificial (com diferentes níveis de proteína) no desempenho do crescimento e na taxa de sobrevivência da carpa capim (Ctenopharyngodon Idella). Jornal Mundial de Zoologia, 7, 236-240.

[18] Haghighi, H.R., Gong, J., Gyles, C.L., Hayes, M.A., Sanei, B., Parvizi, P., Gisavi, H., Chambers, J.R. e Sharif, S. (2005) Modulation of Antibody-Mediate Immune Response by Probiotics in Chicken. Clinical and Diagnostic Laboratory Immunology, 12, 1387-1392.

[19] Metzler, B., Bauer, E. e Mosenthin, R. (2005) Microflora Management in the Gastrointestinal Tract of Piglets. Asian-Australasian Journal of Animal Sciences, 18, 1353-1362. http://dx.doi.org/10.5713/ajas.2005.1353

[20] Awad, W.A., Gharee, K. and Bohm, J. (2011) Evaluation of the Chicory Inulin Efficacy on Ameliorating the Intestinal Morphology and Modulating the Intestinal Electrophysiological Properties in Broiler Chickens. Journal of Animal Physiology and Animal Nutrition, 95, 65-72. http://dx.doi.org/10.1111/j.1439- 0396.2010.00999.x

[21] Awad, W., Ghareeb, K. e Bohm, J. (2008) Intestinal Structure and Function of Broiler Chickens on Diets Supplemented with a Synbiotic Containing *Enterococcus* faecium and Oligosaccharides. International Journal of Molecular Sciences, 9, 2205-2216. http://dx.doi.org/10.3390/ijms9112205

[22] Vispo, C. e Karasov, W.H. (1997) The Interaction of Avian Gut Microbes and Their Host: An Exclusive Symbiosis. In: Mackie, R.J., White, B.A. e Issacson, R.E., Eds., Gastrointestinal Microbiology: Gastrointestinal Microbes and Host Interactions, Chapman and Hall, New York, 116-155. http://dx.doi.org/10.1007/978-1-4615-4111-0_5

[23] Rehman, H., Vahjen, W., Awad, W.A. e Zentek, J. (2007) Indigenous Bacteria and Bacterial Metabolic Products in the Gastrointestinal Tract of Broilers. Archives of Animal Nutrition, 61, 319-335. http://dx.doi.org/10.1080/17450390701556817

[24] Doley, S., Gupta, J.J. e Reddy, P.B. (2009) Effect of Supplementation of Ginger, Garlic and Turmeric in Broiler Chicken (Efeito da suplementação de gengibre, alho e curcuma em frangos de carne). Indian Veterinary Journal, 86, 644-645.

[25] Merrifield, D.L., Dimitroglou, A., Foey, A., Davies, S.J., Baker, R.T.M. e Bogwald, J. (2010) The Current Status and Future Focus of Probiotic and Prebiotic Applications for Salmonids. Aquaculture, 302, 1-18. http://dx.doi.org/10.1016/j.aquaculture.2010.02.007

[26] Abdel-Fattah, F.A.I. and Fararh, K.M. (2009) Effect of Dietary Supplementation of Probiotic, Prebiotic and Synbiotic on Performance, Carcass Characteristics, Blood Picture and Some Biochemical Parameters in Broiler Chickens. Benha Veterinary Medical Journal, 20, 9-23.

[27] Naji, S.A.H., Al-kassie, G.A., Al-Hadithi, M.F., Al-Hillali, A.H. e Jameel, Y.J. (2009) Poultry Health Management. Brochura n.º 27. Associação Iraquiana de Produtores de Aves. (Em árabe)

[28] Rodriguez-Estrada, U., Satoh, S., Haga, Y., Fushimi, H. e Sweetman, J. (2009) Effect of Single and Combined Supplementation of *Enterococcus* faecalis, Mannan Oligosaccharide and Polyhydrobutyric Acid on Growth Performance and Immune Response of Rainbow Trout Oncorhynchus mykiss. Aquaculture Science, 57, 609617.

[29] Daniels, C., Merrifield, D., Boothroyd, D., Davies, S., Fator, J. e Arnold, K. (2010) Effect of Dietary *Bacillus* spp. and Mannan Oligosaccharides (MOS) on European Lobster (Homarus gammarus L.) Larvae Growth Performance, Gut Morphology and Gut Microbiota. Aquaculture, 304, 49-57.

http://dx.doi.org/10.1016/j.aquaculture.2010.03.018

[30] Savage, D.C., Ogra, P.L., Mestecky, J., Lamm, M.E., Strober, W. e McGhee, J.R. (1998). Mucosal Microbiota. In: Bienestock, J., Ed., Mucosal Immunology, Academic Press, San Diego, 216-238.

[31] Cebra, J.J., Jiang, H.Q., Sterzl, J. e Tlaskalova-Hogenova, H. (1999). The Role of Mucosal Microbiota in the Development and Maintenance of the Mucosal Immune System (O Papel da Microbiota da Mucosa no Desenvolvimento e Manutenção do Sistema Imunitário da Mucosa). In: Ogra, P.L., et al., Eds., Mucosal Immunology, Academic Press, New York, 267-280.

[32] FAO/WHO (2002). Diretrizes para a avaliação de probióticos nos alimentos. Organização das Nações Unidas para a Alimentação e a Agricultura/Organização Mundial da Saúde, Londres, Ontário.

www.who.int/foodsafety/fs_management/en/probiotic_guidelines.pdf.

[33] Dunne, C., O'Mahony, L. e Murphy, L. (2001). Critérios de Seleção In Vitro para Bactérias Probióticas de Origem Humana: Correlation with in Vivo Findings. The American Journal of Clinical Nutrition, 73, 386S-392S.

[34] Hamasalim, H.J. (2009). The Effect of Different Levels of Feeding on Karadi Lambs Response to Local Iraqi Probiotics [O Efeito de Diferentes Níveis de Alimentação na Resposta dos Cordeiros Karadi aos Probióticos Iraquianos Locais]. Tese de Mestrado, Faculdade de Agricultura e Produção Animal, Universidade de Sulaimani, Sulaimani.

[35] Nunes, C.S. (1994). Probióticos microbianos e sua utilização na pecuária. Revista Portuguesa de Ciências Veterinárias, 89, 166-174.

[36] Yoruk, M.A., Gul, M., Hayirli, A. e Macit, M. (2004). The Effects of Supplementation of Humate and Probiotic on Egg Production and Quality Parameters during the Late Laying Period in Hens. Poultry Science, 83, 84-88. http://dx.doi.org/10.1093/ps/83.1.84

[37] Zinedine, A., Faid, M. e Benlemlith M. (2005). Redução in vitro da aflatoxina B1 por estirpes de bactérias do ácido lático isoladas de pão de massa fermentada. Jornal Internacional de Agricultura e Biologia, 7, 67-70.

[38] Hassan, S.A. e Hassan, K.M. (2009). O efeito da suplementação de plantas medicinais e probióticos na taxa de crescimento e em alguns parâmetros sanguíneos de cordeiros Karadi. Egyptian Journal of Nutrition and Feeds, 12, 5363.

[39] Hassan, S.A., Tawffek, J. A. e El-Saady, M.A. (2009). Efeito da substituição gradual de percentagens de silagem de cana com feno de alfafa alimentado com probiótico para Awassi Lamb.2-On Caraterísticas da carcaça. The Iraqi Journal of Agricultural Sciences, 40, 138-147.

[40] Hassan, S.A., Tawffek, J.A. e El-Saady, M.A. (2009). Efeito da substituição gradual de percentagens de silagem de cana por feno de alfafa alimentado com probiótico para cordeiro Awassi. 3-Em alguns parâmetros sanguíneos. The Iraqi Journal of Agricultural Science, 40, 158-173.

[41] El-Shaer, E.K.H. (2003). Nutritional Studies in Ruminants (Effect of Yeast Culture Supplementation and Concentrate: Roughage Ratio on Performance of Growing Lambs). Tese de doutoramento, Faculdade de Agricultura, Universidade de Mansoura, Mansoura.

[42] Aureli, P., Capurso, L., Castellazzi, A.M., Clerici, M., Giovannini, M., Morelli, L., Poli, A., Pregliasco, F., Salvini, F. e Zuccotti, G.V. (2011). Probióticos e saúde: Uma revisão baseada em evidências. Pharmacological Research, 63, 366- 376.

[43] Hooper, L.V. e Macpherson, A.J. (2010). Adaptações Imunes que Mantêm a Homeostase com a Microbiota Intestinal. Nature Reviews Immunology, 10, 159-169. http://dx.doi.org/10.1038/nri2710

[44] Kamada, N., Seo, S.-U., Chen, G.Y. e Nunez, G. (2013). Papel da Microbiota Intestinal na Imunidade e na Doença Inflamatória. Nature Reviews Immunology, 13, 321-335. http://dx.doi.org/10.1038/nri3430

[45] Lebeer, S., Vanderleyden, J. e De Keersmaecker, S.C. (2008). Genes and Molecules of *Lactobacilli* Supporting Probiotic Action (Genes e Moléculas de *Lactobacilos* que Apoiam a Ação Probiótica). Microbiology and Molecular Biology Reviews, 72, 728-764.

http://dx.doi.org/10.1128/MMBR.00017-08

[46] Dethlefsen, L., Eckburg, P.B., Bik, E.M. e Relman, D.A. (2006). Assembly of the Human Intestinal Microbiota. Trends in Ecology & Evolution, 21, 517-523. http://dx.doi.org/10.1016/j.tree.2006.06.013.

[47] Savage, D. (1977). Microbiology of the Gastrointestinal Tract. Annual Review of Microbiology, 31, 107-133. http://dx.doi.org/10.1146/annurev.mi.31.100177.000543

[48] Simon, G.L. e Gorbach, S.L. (1984). Intestinal Flora in Health and Disease. Gastroenterology, 86, 174-193.

[49] Rettger, L.F. e Cheplin, H.A. (1921). A Treatise on the Transformation of the Intestinal Flora, with Special Reference to the Implantation of *Bacillus* acidophlus [Um Tratado sobre a Transformação da Flora Intestinal, com Referência Especial à Implantação de *Bacillus* acidophlus]. Yale University Press, New Haven.

[50] Rask, C., Adlerberth, I., Berggren, A., Ahren, I.L. e Wold, A.E. (2013). Efeito diferencial na imunidade mediada por células em voluntários humanos após a ingestão de diferentes *lactobacilos*. Imunologia Clínica e Experimental, 172, 321-332.

http://dx.doi.org/10.1111/cei.12055

[51] Naidu, K.S.B., Adam, J.K. e Govender, P. (2012). O uso de probióticos e preocupações com a segurança: A Review. Revista Africana de Investigação em Microbiologia, 6, 6871-6877.

[52] Raoult, D. (2009). Não há relação entre probióticos e obesidade? Resposta do autor. Nature Reviews Microbiology, 7, 901.

http://dx.doi.org/10.1038/nrmicro2209-c3

[53] Line, E.J., Bailey, S.J., Cox, N.A., Stern, N.J. e Tompkins, T. (1998). Effect of Yeast-Supplemented Feed on Salmonella and

Campylobacter Populations in Broilers (Efeito da alimentação suplementada com levedura nas populações de Salmonella e Campylobacter em frangos). Poultry Science, 77, 405-410.

http://dx.doi.org/10.1093/ps/77.3.405

[54] Mead, G.C. (2000). Prospects for Competitive Exclusion Treatment to Control Salmonellas and Other Food Borne Pathogens in Poultry (Perspectivas de um tratamento de exclusão competitivo para controlar as salmonelas e outros agentes patogénicos de origem alimentar nas aves de capoeira). Veterinary Journal, 159, 111-123.

http://dx.doi.org/10.1053/tvjl.1999.0423

[55] Mountzouris, K.C., Tsirtisikos, P. e Kalamara, E. (2007). Evaluation of the Efficacy of a Probiotic Containing *LactoBacillus*, *Bifidobacterium*, *Enterococcus* and Pediococcus Strains in Promotion Broiler Performance and Modulation Cecal Micro Flora Composition and Metabolic Actives. Poultry Science, 86, 309-317. http://dx.doi.org/10.1093/ps/86.2.309

[56] Bernet, M.F., Brassart, D., Neeser, J.R. e Servin, A.L. (1994). *LactoBacillus acidophilus* LA 1 Binds to Cultured Human Intestinal Cell Lines and Inhibits Cell Attachment and Cell Invasion by Enterovirulent Bacteria. Gut, 35, 483- 489.

http://dx.doi.org/10.1136/gut.35.4.483

[57] Bedy, I.F. (2014). O Efeito da Fermentação da Dieta com Probióticos Locais em Algumas Propriedades Produtivas, Microbiológicas, Imunológicas e Histológicas de Pintos de Corte. Tese de Doutoramento, Faculdade de Agricultura da Universidade de Bagdade, Bagdade.

[58] Mahmmod, Z.A., Abdulrazaq, H.S., Salem, A.S. e Sideq, R.M. (2014). Efeitos da Suplementação de Probiótico e Iogurte Seco em Pó no Desempenho do Crescimento, Caraterísticas da Carcaça, Micro Flora Intestinal e Imunidade de Frangos de Corte. Zanco Journal of Pure and Applied Sciences, 26, 35-42.

[59] Naji, S.A.H., Al-Zamil, I.F.B. e Al-Gharawi, J.K.M. (2015). O Efeito da Molhagem e Fermentação da Ração na Flora Intestinal, Imunidade Humeral e Celular de Pintos de Corte. Faculdade de Agricultura, Universidade Al-Qadisiya-Iraque, Diwaniya.

[60] Lammers, K.M., Vergopoulos, A. e Babel, N. (2005). Terapia Probiótica na Prevenção do Início da Pouchite: Diminuição da expressão dos genes da Interleucina-1β, Interleucina-8 e Interferão-γ. Inflammatory Bowel Diseases, 11, 447-454.

http://dx.doi.org/10.1097/01.mpa.0000160302.40931.7b

[61] Lin, P.W., Nasr, T.R. e Berardinelli, A.J. (2008). The Probiotic *LactoBacillus* GG May Augment Intestinal Host Defense by Regulating Apoptosis and Promoting Cytoprotective Responses in the Developing Murine Gut. Pediatric Research, 64, 511-516. http://dx.doi.org/10.1203/PDR.0b013e3181827c0f

[62] Pessi, T., Sutas, Y. e Saxelin, M. (1999). Antiproliferative Effects of Homogenates Derived from Five Strains of Candidate Probiotic Bacteria (Efeitos Antiproliferativos de Homogenatos Derivados de Cinco Estirpes de Bactérias Probióticas Candidatas). Applied and Environmental Microbiology, 65, 4725-4728.

[63] Schiffrin, E.J., Rochat, F., Link-Amster, H., Aeschlimann, J.M. e Donnet-Hughes, A. (1995). Immunomodulation of Human Blood Cells Following the Ingestion of Lactic Acid Bacteria (Imunomodulação de células sanguíneas humanas após a ingestão de bactérias do ácido lático). Journal of Dairy Science, 78, 491-497. http://dx.doi.org/10.3168/jds.S0022-0302 (95)76659-0

[64] Gill, H.S., Rutherfurd, K.J. e Cross, M.L. (2001). Dietary Probiotic Supplementation Enhances Natural Killer Cell Activity in the Elderly: An Investigation of Age-Related Immunological Changes. Journal of Clinical Immunology, 21, 264-271.

http://dx.doi.org/10.1023/A:1010979225018

[65] de Waard, R., Claassen, E. e Bokken, G.C. (2003). Enhanced Immunological Memory Responses to Listeria monocytogenes in Rodents, as Measured by Delayed-Type Hypersensitivity (DTH), Adoptive Transfer of DTH, and Protective Immunity, Following *LactoBacillus* casei Shirota Ingestion. Clinical and Diagnostic Laboratory Immunology, 10, 59-65.

[66] Galyean, M.L., Nunnery, G.A., Defoor, P.J., Salyer, G.B. e Parson, C.H. (2000). Effect of Live Culture of *LactoBacillus acidophilus* (Strain 145 and 51) and Propionibacterium frendenreichii PF-24 on Performance and Carcass Characteristics of Finishing Beef Steers. Relatório de progresso do Burnett Center nº 8.

[67] Hassan, K.M. (2009). Effect of Some Feed Additives on Performance and Some Blood Parameters of Karadi Lambs. Tese de

doutoramento, Departamento de Produção Animal, Escola Superior de Agricultura, Universidade de Sulaimani, Sulaymaniyah.

[68] Al-Tememy, A.T.D. (2013) Efeito da adição de dois níveis de probiótico solúvel iraquiano no desempenho e na qualidade dos ovos de codornas japonesas. Diyala Journal of Agricultural Sciences, 5, 81-91.

[69] Sultan, K.H. e Abdul-Rahman, S.Y. (2011) Effect of Probiotic on Some Physiological Parameters in Broiler Breeders (Efeito do probiótico em alguns parâmetros fisiológicos em reprodutores de frangos de corte). International Journal of Poultry Science, 10, 626-628.

http://dx.doi.org/10.3923/ijps.2011.626.628

[70] Abdullah, S.T. (2014). Efeito da adição de probióticos na dieta e na água potável em pombas de colarinho (Streptopelia decaocto) em certos parâmetros fisiológicos e bioquímicos. Iraqi Journal of Veterinary Science, 28, 127-131.

[71] Al-Bdeery, A.G.M. (2013). Efeito dos probióticos, vitaminas A e E no desempenho de crescimento e alguns parâmetros sanguíneos em frangos de corte. Kufa Journal for Veterinary Medical Sciences, 4, 34-42.

[72] Zubaidi, K.H.A. (2010). Efeito do probiótico iraquiano na dieta de ovelhas Awassi na produção de leite e no crescimento até o desmame. Jornal da Universidade de Karbala Científica, 8, 277-282.

[73] Al-Ruubii, A.M.S, Hassan, S.A. e Al-Qabani, A.A.M. (2008). Efeito do probiótico iraquiano como aditivo alimentar nas caraterísticas e composição da carcaça de cordeiros Awassi. Jornal da Universidade de Kerbala, 6, 4.

[74] Taha, M.W. e Omar, B.T. (2013). Efeito da adição de diferentes níveis de probiótico solúvel do Iraque no desempenho de produção de frangos de corte. Jornal da Universidade de Ciências Agrícolas de Tikrit, 13, 127-135.

[75] Caballero-Franco, C., Keller, K., De Simone, C. e Chadee, K. (2007). A fórmula probiótica VSL#3 induz a expressão do gene da mucina e a secreção em células epiteliais do cólon. AJP: Gastrointestinal and Liver Physiology, 292, G315- G322. http://dx.doi.org/10.1152/ajpgi.00265.2006

[76] Johnson-Henry, K.C., Donato, K.A. e Shen-Tu, G. (2008). *LactoBacillus* rhamnosus Strain GG Prevents Enterohemorrhagic Escherichia coli O157:H7-Induced Changes in Epithelial Barrier Function. Infection and Immunity, 76, 1340-1348. http://dx.doi.org/10.1128/IAI.00778-07

[77] Ewaschuk, J.B., Diaz, H. e Meddings, L. (2008). Secreted Bioactive Factors from *Bifidobacterium* infantis Enhance Epithelial Cell Barrier Function (Factores bioactivos segregados de *Bifidobacterium* infantis melhoram a função de barreira das células epiteliais). AJP: Gastrointestinal and Liver Physiology, 295, G1025-G1034. http://dx.doi.org/10.1152/ajpgi.90227.2008

[78] Wehkamp, J., Harder, J. e Wehkamp, K. (2004). NF-κB- and AP-1-Mediated Induction of Human Beta Defensin-2 in Intestinal Epithelial Cells by Escherichia coli Nissle 1917: A Novel Effect of a Probiotic Bacterium. Infection and Immunity, 72, 5750-5758. http://dx.doi.org/10.1128/IAI.72.10.5750-5758.2004

[79] Al-Samarrai, W.H., Ahmad, A.R.A.K., Al-Mashhadani, N.I., Abbas, S.M. e Fangan, K. (2014). Efeito da adição de probiótico iraquiano nos parâmetros sanguíneos em cordeiros Awassi que alimentam palha de cevada. Jornal Global de Bioquímica e Biotecnologia, 3, 84-90.

[80] Hamasalim, H.J. e Abdulla, S.A. (2011). O efeito da suplementação probiótica com níveis de alimentação no sangue hematológico e bioquímico de cordeiros Karadi. Actas da 5ª Conferência Científica da Faculdade de Agricultura, Tikrit, 26-27 de abril de 2011, 200-210.

[81] Hassan, S.A. e Hassan, K.M. (2009). Efeitos de Plantas Medicinais e Suplementação Probiótica em Alguns Nutrientes e Parâmetros Sanguíneos de Cordeiros Karadi. Euphrates Journal of Agriculture Science, 1, 1-13.

[82] Link-Amster, H., Rochat, F. e Saudan, K.Y. (1994). Modulation of a Specific Humeral Immune Response and Changes in Intestinal Flora Mediated through Fermented Milk Intake (Modulação de uma Resposta Imune Humeral Específica e Alterações na Flora Intestinal Mediada pela Ingestão de Leite Fermentado). FEMS Immunology and Medical Microbiology, 10, 55-63. http://dx.doi.org/10.1111/j.1574-695X.1994.tb00011.x

[83] Park, J.H., Um, J.I. e Lee, B.J. (2002). Encapsulated *Bifidobacterium* bifidum Potentiates Intestinal IgA Production. Cellular Immunology, 219, 22-27. http://dx.doi.org/10.1016/S0008-8749(02)00579-8

[84] De Vuyst, L. e Leroy, F. (2007). Bacteriocinas de Bactérias do Ácido Láctico: Production, Purification, and Food Applications. Journal of Molecular Microbiology and Biotechnology, 13, 194-199. http://dx.doi.org/10.1159/000104752

[85] Spinler, J.K., Taweechotipatr, M. e Rognerud, C.L. (2008). *O* probiótico *LactoBacillus* reuteri derivado de humanos demonstra actividades antimicrobianas dirigidas a diversos agentes patogénicos bacterianos entéricos. Anaerobe, 14, 166-171. http://dx.doi.org/10.1016/j.anaerobe.2008.02.001

[86] Ogawa, M., Shimizu, K. e Nomoto, K. (2001). Inhibition of in Vitro Growth of Shiga Toxin-Producing Escherichia coli O157:H7 by Probiotic *LactoBacillus* Strains Due to Production of Lactic Acid. International Journal of Food Microbiology, 68, 135-140. http://dx.doi.org/10.1016/S0168-1605 (01)00465-2

[87] Dilworth, B.C. e Day, E.J. (1978). *LactoBacillus* Cultures in Brooder Diets. Poultry Science, 57, 1101.

[88] Al-Jassim, R.A.M., AL-Ani, A.N., Hassan, S.A., Dana, T.K. e AL-Jerien, L.J. (1991). Effects of Dietary Supplementation with Rumen Undegradable Protein on Carcass Characteristics of Iraqi Awassi Lambs and Desert Goats. Small Ruminant Research, 4, 269-275. http://dx.doi.org/10.1016/0921-4488 (91)90150-O

[89] Hassan, S.A. (2005). Efeito da palha de cevada tratada com dieta líquida na sua ingestão diária, coeficiente de digestão e ganho de peso vivo de cordeiros Awassi. Iraqi Journal of Agricultural Science, 36, 133-138.

[90] Hassan, S.A., Al-Jassim, R.A.M., AL-Ani, A.N. e Abdullah, N.S. (1991). Effects of Dietary Supplement of Rumen Undegradable Protein upon Carcass Composition of Fat-Tail Awassi Sheep. Small Ruminant Research, 5, 65-74. http://dx.doi.org/10.1016/0921-4488 (91)90031-K

[91] Hassan, S.A., Ahmed, A.A. e Alwan, M.F. (2008). Effect of Iraqi Probiotic Supplementation on Growth Rate, Blood Parameters and Carcass Characteristics of Awassi Lambs. Egyptian Journal of Nutrition and Feeds. (Aceite)

[92] Abedo, A.A., El-Ashry, M.A., El-Babawi, A.Y., Helal, F.I.S. e Fadel, M. (2005). Effect of Feeding Biologically Treated Sugar Beet Pulp on Growth Performance of Sheep (Efeito da alimentação com polpa de beterraba sacarina tratada biologicamente no desempenho de crescimento de ovinos). Egyptian Journal of Nutrition and Feeds, 8, 579-590.

[93] Ali, M.A. (2005). Effect of Probiotic Addition on Growth Performance of Growing Lambs Fed Different Roughages. Egyptian Journal of Nutrition and Feeds, 8, 567-578.

[94] Hassan, S.A. (2008). Effect of Some Medicinal Plants Supplementation on Daily Intake, Live Weight Gain and Carcass Characteristics of Awassi Lambs. Egyptian Journal of Nutrition and Feeds. (Aceite)

[95] Orr, C., Ware, D.R., Manfredi, E.T. e Hutheson, D.P. (1988). The Effect of Continuous Feeding of Lactobacillius *acidophilus* Strain BT1386 on Gain and Feed Efficiency of Feeder Calves (O Efeito da Alimentação Contínua de *Lactobacillius acidophilus* Strain BT1386 no Ganho e Eficiência Alimentar de Vitelos Alimentados). Journal of Animal Science, 66, 460-461.

[96] Wysong, D.L. (2003). Retionale for Probiotic Supplementation. www.Wysong.net

[97] Hassan, S.A. e Hassan, K.M. (2008). Response of Karadi Lambs to the Rosemary Officinal Supplementation Fed with Either Alkali Treated or Untreated Barley Straw Basal Diets. Egyptian Journal of Nutrition and Feeds. (No prelo)

[98] Hassan, S.A. e Hassan, K.M. (2008). Effect of Graded Levels of Rumen Degradable Nitrogen and Nigella Sativa on Daily Intake, Live Weight Gain, Feed Conversion Ratio and Some Blood Parameters of Karadi Lambs. Actas da 7.ª Conferência Científica para a Investigação Agrícola, Bagdade, 24-26 de outubro de 2008, 168-177.

[99] Abbas, M.R. (2005). Effect of Adding Iraqi Probiotic to the Ration on the Productive Performance of Caged Laying Hens. The Iraqi Journal of Agricultural Sciences, 36, 97-104.

[100] Al-Khalidi, R.A. (2005). Estudo comparativo do probiótico importado (Biomin) e do probiótico local (The Iraqi Probiotic) na produção, desempenho e equilíbrio microbiano intestinal de frangos de carne. Tese de Mestrado, Faculdade de Medicina Veterinária, Universidade de Bagdade, Bagdade.

[101] Fuller, R. (1989). Probiotics in Man and Animals (Probióticos no Homem e nos Animais). Journal of Applied Bacteriology, 66, 365-378.

http://dx.doi.org/10.1111/j.1365-2672.1989.tb05105.x

[102] Smirnov, A., Perez, R., Amit-Romach, E., Sklan, D. e Uni, Z. (2005). Mucin Dynamics and Microbial Populations in Chickens Small Intestine Are Changed by Dietary Prebiotic and Antibiotic Growth Promoter Supplementation. Journal of Nutrition, 135, 187-192.

[103] Burkholder, K.M., Applegate, T.J. e Patterson, J.A. (2005). Performance and Intestinal Characteristics of Broilers Fedsalinomycin, Fructooligosaccharides, Probiotics and Synbiotics. Actas da reunião da Southern Poultry Science Association, Atlanta, 20-21 de janeiro de 2005.

[104] Vandana, K.A. (2015). Probióticos: Nature's Medicine. International Journal of Nutrition, Pharmacology, Neurological Diseases, 3, 219-228. http://www.ijnpnd.com

[105] Leeson, S. e Summers, J.D. (2005). Commercial Poultry Nutrition. Terceira edição, Nottingham University Press, Nottingham.

[106] Kalavathy, R., Abdullah, N., Jalaludin, S., Wong, C.M.V.L. e Ho, Y.W. (2008) Effect of *LactoBacillus* Cultures and Oxytetracycline on the Growth Performance and Serum Lipids of Chickens. International Journal of Poultry Science, 7, 385-389.

http://dx.doi.org/10.3923/ijps.2008.385.389

[107] Deitch, E., Specian, E., Steffen, E. e Berg, R. (1990). Translocação de *LactoBacillus* murinus do trato gastrointestinal. Current Microbiology, 20, 177-184. http://dx.doi.org/10.1007/BF02091994

[108] Atuma, C., Strugala, V., Allen, A. e Holm, L. (2001). The Adherent Gastrointestinal Mucus Gel Layer: Thickness and Physical State in Vivo. American Journal of Physiology Gastrointestinal Liver Physiology, 280, G922-G929.

[109] Johansson, M.E., Phillipson, M., Petersson, J., Velcich, A., Holm, L. e Hansson, G.C. (2008). O interior das duas camadas de muco dependentes de mucina Muc2 no cólon é desprovido de bactérias. Actas da Academia Nacional de Ciências dos Estados Unidos da América, 105, 15064-15069.

http://dx.doi.org/10.1073/pnas.0803124105

[110] Troost, F.J., van Baarlen, P., Lindsey, P., Kodde, A., de Vos, W.M., Kleerebezem, M. e Brummer, R.J. (2008). Identificação da Resposta Transcricional da Mucosa Intestinal Humana ao *LactoBacillus* plantarum WCFS1 in Vivo. BMC Genomics, 9, 374. http://dx.doi.org/10.1186/1471-2164-9-374

[111] Van Baarlen, P., Troost, F.J., van Hemert, S., van der Meer, C., de Vos, W.M., de Groot, P.J., Hooiveld, G.J., Brummer, R.J. e Kleerebezem, M. (2009). Indução diferencial das vias NF-κB por *LactoBacillus* plantarum no duodeno de seres humanos saudáveis, correlacionada com a tolerância imunológica. Actas do

Academia Nacional de Ciências dos Estados Unidos da América, 106, 2371-2376.

http://dx.doi.org/10.1073/pnas.0809919106

[112] Al-Khafaji, Z.M. (2008). Probiotics (For Life). Publicado e impresso por House and Documentation Baghdad. Biblioteca de Controlo n.º 84, 3-11.

[113] Cao, G.T., Zing, X.F., Chen, A.G. e Yang C.M. (2013). Efeitos de um probiótico, *Enterococcus* faecium, no desempenho de crescimento, morfologia intestinal, resposta imune e microflora cecal em frangos de corte desafiados com Escherichia coli K88. Poultry Science, 92, 2949-2955.

http://dx.doi.org/10.3382/ps.2013-03366

[114] Apata, D.F. (2011) Efeito da farinha de frutos de Terminalia catappa fermentada por Aspergillus niger como substituto do milho no desempenho de crescimento, digestibilidade de nutrientes e perfil bioquímico sérico de frangos de corte. Biotechnology Research International, 2011, 1-6. http://dx.doi.org/10.4061/2011/907546

[115] Isolauri, E., Joensuu, J., Suomalainen, H., Luomala, M. e Vesikari, T. (1995) Improved Immunogenicity of Oral D x RRV Reassortant Rotavirus Vaccine by *LactoBacillus* casei GG. Vaccine, 13, 310-312. http://dx.doi.org/10.1016/0264-410X(95)93319-5.

[116] de Vrese, M., Rautenberg, P., Laue, C., Koopmans, M., Herremans, T. e Schrezenmeir, J. (2005). Probiotic Bacteria Stimulate Virus-Specific Neutralizing Antibodies Following a Booster Polio Vaccination. European Journal of Nutrition, 44, 406-413. http://dx.doi.org/10.1007/s00394-004-0541-8

[117] Paineau, D., Carcano, D., Leyer, G., Darquy, S., Alyanakian, M.A., Simoneau, G., Bergmann, J.F., Brassart, D., Bornet, F. e Ouwehand, A.C. (2008). Effects of Seven Potential Probiotic Strains on Specific Immune Responses in Healthy Adults (Efeitos de Sete Potenciais Estirpes de Probióticos em Respostas Imunitárias Específicas em Adultos Saudáveis): A Double-Blind, Randomized, Controlled Trial. FEMS Immunology and Medical Microbiology, 53, 107-113.

[118] Kobayashi, N., Saito, T., Uematsu, T., Kishi, K., Toba, M., Kohda, N. e Suzuki, T. (2011). A administração oral da estirpe b240 *de LactoBacillus* pentosus morta pelo calor aumenta a proteção contra a infeção pelo vírus da gripe em ratos. International Immunopharmacology, 11, 199-203.

http://dx.doi.org/10.1016/j.intimp.2010.11.019

[119] Harish, K. e Varghese, T. (2006). Probiotics in Humans-Evidence Based Review (Probióticos em Humanos-Revisão Baseada em Evidências). Calicut Medical Journal, 4, e3.

[120] Anderson, J.W. e Gilliland, S.E. (1999). Effect of Fermented Milk (Yogurt) Containing *LactoBacillus acidophilus* L1 on Serum Cholesterol in Hypercholesterolemic Humans. Journal of the American College of Nutrition, 18, 43-50. http://dx.doi.org/10.1080/07315724.1999.10718826

[121] Bukowska, H., Pieczul-Mroz, J., Jastrzebska, M., Chelstowski, K. e Naruszewicz, M. (1998). Diminuição dos níveis de fibrinogénio e de colesterol LDL após a suplementação da dieta com *LactoBacillus* plantarum em indivíduos com colesterol moderadamente elevado. Atherosclerosis, 137, 437-438.

[122] Naruszewicz, M., Johansson, M.L., Zapolska-Downar, D. e Bukowska, H. (2002). Effect of *LactoBacillus* plantarum 299v on Cardiovascular Disease Risk Factors in Smokers. The American Journal of Clinical Nutrition, 76, 1249-1255.

[123] Schaafsma, G., Meuling, W.J., van Dokkum, W. e Bouley, C. (1998). Effects of a Milk Product, Fermented by *LactoBacillus acidophilus* and with Fructo-Oligosaccharides Added, on Blood Lipids in Male Volunteers. The European Journal of Clinical Nutrition, 52, 436-440. http://dx.doi.org/10.1038/sj.ejcn.1600583

[124] Saed, S.H.M. (2005). Efeito da suplementação com probiótico local, levedura importada e multienzimas no desempenho e em algumas bioquímicas do sangue de frangos de corte. Tese de Mestrado, Faculdade de Agricultura, Universidade de Sulaimani, Sulaimani.

[125] Santose, U., Tanaka, K. e Othani, S. (1995). Effect of Dried *Bacillus subtilis* Culture on Growth, Body Composition and Hepatic Lipogenic Enzyme Activity in Fimale Broiler Chicks. British Journal of Nutrition, 74, 523-529. http://dx.doi.org/10.1079/BJN19950155

[126] DeSmet, I., Van Hoorde, L., De Saeyer, N., Woestyne, M.V. e Verstraete, W. (1994). Estudo in vitro da atividade da hidrolase do sal biliar (BSH) das estirpes isogénicas BSH *LactoBacillus* plantarum 80 e estimativa da redução do colesterol através de uma atividade BSH melhorada. Microbial Ecology in Health and Disease, 7, 315329. http://dx.doi.org/10.3109/08910609409141371

[127] Taranto, M.P., Medici, M., Perdigon, G., Ruiz Holgado, A.P. e Valdez, G.F. (1998). Evidence for Hypocholesterolemic Effect of *LactoBacillus* reuteri in Hypercholesterolemic Mice. Journal of Dairy Science, 81, 2336-2340. http://dx.doi.org/10.3168/jds.S0022-0302 (98)70123-7

[128] Backhed, F., Ding, H., Wang, T., Hooper, L.V., Koh, G.Y. e Nagy, A. (2004). A microbiota intestinal como um fator ambiental que regula o armazenamento de gordura. Proceedings of the National Academy of Sciences of the United States of America, 101, 15718 15723. http://dx.doi.org/10.1073/pnas.0407076101

[129] Guarner, F. e Malagelada, J.R. (2003). Gut Flora in Health and Disease (Flora intestinal na saúde e na doença). The Lancet, 361, 512-519. http://dx.doi.org/10.1016/S0140-6736 (03)12489-0

[130] Isolauri, E., Sutas, Y., Kankaanpaa, P., Arvilommi, H. e Salminen, S. (2001). Probiotics: Effects on Immunity. The American Journal of Clinical Nutrition, 73, 444S-450S.

[131] Hooper, L.V., Wong, M.H., Thelin, A., Hansson, L., Falk, P.G. e Gordon J.I. (2001). Molecular Analysis of Commensal Host-

Microbial Relationships in the Intestine (Análise molecular das relações comensais entre o hospedeiro e os micróbios no intestino). Science, 291, 881-884.

http://dx.doi.org/10.1126/science.291.5505.881

[132] Abdulrahman, N.M. e Al shawi, S.A. (2014). Produz localmente Probiótico Seu Efeito no Total, Bactérias Proteolíticas e Bactérias Lipolíticas da Carpa Comum Alimentada com Nível de Proteína. Journal of Animal and Veterinary Advances, 13, 660-663.

[133] Patel, P.J., Singh, S.K., Panaich, S. and Cardozo, L. (2012) The Aging Gut and the Role of Prebiotics, Probiotics, and Synbiotics: A Review. Journal of Clinical Gerontology & Geriatrics, 5, 3-6. http://dx.doi.org/10.1016/j.jcgg.2013.08.003

[134] Crittenden, R. e Payne, M.J. (2008) Nutrition News. Facts and Functions of Prebiotics, Probiotics and Synbiotics [Factos e funções dos prebióticos, probióticos e simbióticos]. maio de 2008, pp. 1-2. Department of Human Nutrition, K-State Research and Extension, Kansas State University; Prebiotics. Em: Lee, Y.K. and Salminen, S., Eds., Handbook of Probiotics and Prebiotics, 2nd Edition, Chap. 4, Wiley- Interscience, Hoboken, 535-582.

[135] Hamasalim, H.J. (2012) Inulin. Zanisti Sardam, 47, 175-178.

[136] Venter, C.S. (2007) Prebiotics: An Update. Journal of Family Ecology and Consumer Sciences, 35, 17-25.

[137] Lynn, S.S. (2010) Porquê "Biotics"? Usando prebióticos e probióticos em sua prática. Practical Applications for Achieving Gastintestinal Wellness Conference Proceeding 2010, Supplement to Compendium: Educação contínua para veterinários.

[138] Williams, N.T. (2010) Probiotics. American Journal of Health-System Pharmacy, 67, 449-458. http://dx.doi.org/10.2146/ajhp090168

[139] Hamasalim, H.J. (2009) The Effect of Different Levels of Feeding on Karadi Lambs Response to Local Iraqi Probiotics (O Efeito de Diferentes Níveis de Alimentação na Resposta dos Cordeiros Karadi aos Probióticos Locais Iraquianos). Tese de mestrado, Universidade de Sulaimani, Sulaimani.

[140] Vulevic, J., Drakoularakou, A., Yaqoob, P., Tzortzis, G., Gibson, G.R. (2008) Modulation of the Fecal Microflora Profile and Immune Function by a Novel Transgalactooligosaccharide Mixture (B-GOS) in Healthy Elderly Volunteers. The American Journal of Clinical Nutrition, 88, 1438-1446.

[141] Schiffrin, E.J., Kumar, V.B., Brown, C., Hager, C., Van't Hof, M.A., Morley, J.E., et al. (2007) Systemic Inflammatory Markers in Older Persons: The Effect of Oral Nutritional Supplementation with Prebiotics. The Journal of Nutrition Health and Aging, 11, 475-479.

[142] Ahmed, M., Prasad, J., Gill, H., Stevenson, L. e Gopal, P. (2007) Impact of Consumption of Different Levels of *Bifidobacterium* lactis HN019 on the Intestinal Microflora of Elderly Human Subjects. The Journal of Nutrition Health and Aging, 11, 26-31.

[143] Bartosch, S., Woodmansey, E.J., Paterson, J.C., McMurdo, M.E. e Macfarlane, G.T. (2005) Microbiological Effects of Consuming a Synbiotic Containing *Bifidobacterium* bifidum, *Bifidobacterium* lactis, and Oligofructose in Elderly Persons, Determined by Real-Time Polymerase Chain Reaction and Counting of Viable Bacteria. Clinical Infectious Diseases, 40, 28-37. http://dx.doi.org/10.1086/426027

[144] De Preter, V., Hamer, H.M., Windey, K. e Verbeke, K. (2011) The Impact of Pre- and/or Probiotics on Human Colonic Metabolism: Afecta a saúde humana? Molecular Nutrition & Food Research, 55, 4657. http://dx.doi.org/10.1002/mnfr.201000451

[145] Demigne, C., Jacobs, H., Moundras, C., Davicco, M.J., Horcajada, M.N., Bernalier, A., et al. (2008) Comparison of Native or Reformulated Chicory Fructans, or Non-Purified Chicory, on Rat Cecal

Fermentation and Mineral Metabolism (Fermentação e Metabolismo Mineral). Jornal Europeu de Nutrição, 47, 366-

374.

http://dx.doi.org/10.1007/s00394-008-0736-5.

[146] Bengmark, S. (2005) Bioecological Control of the Gastrointestinal Tract: The Role of Flora and Supplemented Probiotics and Synbiotics. Gastroenterology Clinics of North America, 34, 413-436.

http://dx.doi.Org/10.1016/j.gtc.2005.05.002

[147] Panesar, P.S., Kaur, G., Panesar, R. e Bera, M.B. (2009) Synbiotics: Potential Dietary Supplements in Functional Foods (Suplementos dietéticos potenciais em alimentos funcionais). Food Science Central. http://scialert.net/fulltext/?doi=crds.2012.17.23&org=12

[148] De Vrese, M. and Schrezenmeir, J. (2008) Probiotics, Prebiotics, and Synbiotics. In: Stahl, U., Donalies, U.E.B. and Nevoigt, E., Eds., Food Biotechnology, Advances in Biochemical Engineering/Biotechnology, Vol. 111, Springer, Berlin, 1-66. http://dx.doi.org/10.1007/10_2008_097

[149] Harish, K. e Varghese, T. (2006) Probiotics in Humans-Evidence Based Review. Calicut Medical Journal, 4, e3.

[150] Cecic, A. e Chingwaru, W. (2010) The Role of Functional Foods, Nutraceuticals, and Food Supplements in Intestinal Health (O Papel dos Alimentos Funcionais, Nutracêuticos e Suplementos Alimentares na Saúde Intestinal). Nutrients, 2, 611-625. http://dx.doi.org/10.3390/nu2060611

[151] Geier, M.S., Butler, R.N. and Howarth, G.S. (2007) Inflammatory Bowel Disease: Current Insights into Pathogenesis and New Therapeutic Options; Probiotics, Prebiotics and Synbiotics. International Journal of Food Microbiology, 115, 1-11. http://dx.doi.org/10.1016/j.ijfoodmicro.2006.10.006

[152] Gourbeyre, P., Denery, S. e Bodinier, M. (2011) Probiotics, Prebiotics, and Synbiotics: Impact on the Gut Immune System and Allergic Reactions (Impacto no sistema imunitário intestinal e nas reacções alérgicas). Journal of Leukocyte Biology, 89, 685-695. http://dx.doi.org/10.1189/jlb.1109753

[153] Scavuzzi, B.M., Henrique, F.C., Miglioranza, L.H.S., Simao, A.N.C. and Dichi, I. (2014) Impacto dos Prebióticos, Probióticos e Simbióticos nos Componentes da Síndrome Metabólica. Anais de Distúrbios Nutricionais e Terapia, 1, 1009.

[154] Fuller, R. (Ed.) (1992) Probiotics: The Scientific Basis. Chapman & Hall, Londres. http://dx.doi.org/10.1007/978-94-011-2364-8

[155] Roberfroid, M. (2007) Prebióticos: The Concept Revisited. Journal of Nutrition, 137, 830-837.

[156] Batvani, R. (2009) Synbiotics, the Combination of Probiotics, Prebiotics and Immune System Stimulants (Sinbióticos, a combinação de probióticos, prebióticos e estimulantes do sistema imunitário). Farda Etouk Research Group. http://www.roavs.com/pdf-files/Issue_1_2012/10-13.pdf

[157] Medzhitov, R. e Janeway, C. (2000) Innate Immunity. The New England Journal of Medicine, 343, 338-344. http://dx.doi.org/10.1056/NEJM200008033430506

[158] Huilan, S., Zhen, L.G., Mathan, M.M., Mathew, M.M., Olarte, J., Espejo, R., Khin Maung, U., Ghafoor, M.A., Khan, M.A., Sami, Z. e Sutton, R.G. (1991) Etiology of Acute Diarrhoea among Children in Developing Countries: Um estudo multicêntrico em cinco países. Boletim da Organização Mundial de Saúde, 69, 549-555.

[159] Naidu, A.S., Bidlack, W.R. and Clemens, R.A. (1999) Probiotic Spectra of Lactic Acid Bacteria (LAB). Critical Reviews in Food Science and Nutrition, 39, 13-126. http://dx.doi.org/10.1080/10408699991279187

[160] Awad, W.A., Ghareeb, K., Abdel-Raheem, S. e Bohm, J. (2009) Effects of Dietary Inclusion of Probiotic and Symbiotic on Growth Performance, Organ Weights, and Intestinal Histomorphology of Broiler Chickens. The Journal of Poultry Science, 88, 49-55. http://dx.doi.org/10.3382/ps.2008-00244

[161] Provenza, F.D. and Villalba, J.J. (2010) The Role of Natural Plant Products in Modulating the Immune System: An Adaptable Approach for Combating Disease in Grazing Animals (Uma abordagem adaptável para combater doenças em animais de pasto). Small Ruminant Research, 89, 131-139. http://dx.doi.org/10.1016/j.smallrumres.2009.12.035

[162] Vandenplas, Y., De Greef, E., Devreker, T., Veereman-Wauters, G. e Hauser, B. (2013) Probiotics and Prebiotics in Infants and Children. Relatórios actuais de doenças infecciosas, 15, 251-262.

http://dx.doi.org/10.1007/s11908-013-0334-4

[163] Boirivant, M. and Strober, W. (2007) The Mechanism of Action of Probiotics. Current Opinion in Gastroenterology, 23, 670-692. http://dx.doi.org/10.1097/MOG.0b013e3282f0cffc

[164] Lee, S.J., Shin, N.H., Ok, J.U., Jung, H.S., Chul, G.M., Kim, J.D., et al. (2009) Effects of Dietary Synbiotics from Anaerobic Microflora on Growth Performance, Noxious Gas Emission and Fecal Pathogenic Bacteria Population in Weaning Pigs. Asian-Australasian Journal of Animal Sciences, 22, 1202-1208. http://dx.doi.org/10.5713/ajas.2009.90045

[165] Smith, H.W. and Jones, J.E.T. (1963) Observations on the Alimentary Tract and Its Bacterial Flora in Healthy and Diseased Pigs. The Journal of Pathology and Bacteriology, 86, 387-412.

http://dx.doi.org/10.1002/path.1700860214

[166] Underdahl, N.R., Torres-Median, A. and Doster, A.R. (1982) Effect of *Streptococcus* faecium C-68 in the Control of Escherichia coli-Induced Diarrhea in Genotociotic Pigs. American Journal of Veterinary Research, 43, 2227-2232.

[167] Abdel-Raheem, S.M., Abd-Allah, S.M.S. e Hassanein, K.M.A. (2012) Os efeitos da suplementação com prebióticos, probióticos e simbióticos na ecologia microbiana intestinal e na histomorfologia de frangos de corte. International Journal for Agro Veterinary and Medical Sciences, 6, 277-289.

[168] Dibaji, S.M., Seidavi, A., Asadpour, L. e da Silva, F.M. (2012) Efeito de um simbiótico na microflora intestinal de galinhas. O Jornal de Pesquisa Avícola Aplicada, 23, 1-6.

http://dx.doi.org/10.3382/japr.2012-00709

[169] Cutlure, S.A., M.A. Rasmussen, M.J. Hensley e G.G. Scanes. 2005. Effect of *Lactobacilli* and Lactose on Salmonella typhimurium colonization and microbial fermentation the crop of the young turkey. Brit.Poult. Sci., 46: 702-716.

[170] Brody, S., 1945. Bioenergetics and growth; with special reference to the efficiency complex in domestic animals.

[171] Jawad, H. S., Idris, L. H. B., Naji, S. A., Bakar, M. B., &Kassim, A. B., 2015. Ablação parcial do efeito da glândula uropigial no desempenho da produção de frango Akar Putra. Int. J. Poult. Sci., 14(4), 213-221.

[172] SAS. 2001. Guia do utilizador do SAS. Statistics version 6.12. SAS Institute, Inc., Cary, NC.

[173] Duncan, D. B. 1955. Multiple ranges test and Multiple F - test. Biometrics. 11: 1-42.

[174] Rosário, M.F., Silva, M.A.N., Coelho, A.A.D., Savino, V.J.M., Dias, C.T.S., 2008, Canonical discriminant analysis applied to broiler chicken performance. Anim. Sci., 2 (3): 419-424.

[175] Udeh, I., e Ogbu, C. C., 2011. Análise de componentes principais das medidas corporais em três estirpes de frangos de carne. Sci. Wor. J., 6(2), 11-14.

[176] Pinto, L.F.B., Packer, I.U., De-Melo, C.M.R., Ledur, M.C. Coutinho, L.L., 2006, Análise de componentes principais aplicada a caraterísticas de desempenho e de carcaça no frango. Anim. Res., 55: 419-425.

[177] Panda, A.K., S.V.R. Rao, M.R. Reddy e N.K. Praharaj, 1999. Efeito da inclusão de probiótico na dieta sobre o crescimento, as caraterísticas da carcaça e a resposta imunitária em caldeiras. Ind. J. Poult. Sci., 34: 343-346.

[178] Ergun, A., S. Yalcin e P. Sacakli, 2000. A utilização de probiótico e bacitracina de zinco em rações para frangos de carne. Ankara UniversitesiVeterinerFakultesiDergisi, 47: 271-280.

[179] Mutus, L., N. Kocabagli, M. Aip, N. Acar, M. Eren e S. Gezen, 2006. The effect of dietary probiotic supplementation on tibial bone characteristics and strength in broilers. Poult. Sci., 85: 1621-1625.

[180] Yousefi, M. e K. Karkoodi, 2007. Efeito da suplementação com probiótico thepax e *Saccharomyces cerevisiae* no desempenho e na qualidade dos ovos de galinhas poedeiras. Int. Poult. Sci., 6: 52-54.

[181] Ahmad, I., 2004. Efeito do probiótico (Protextin) no crescimento de frangos de corte com especial referência à proliferação de células da cripta do intestino delgado. Tese de mestrado. Centro de Biotecnologia, Univ. Peshawar.

[182] Ayanwale, B.A., M. Kpe e V.A. Ayanwale, 2006. The effect of supplementing *Saccharomyces cerevisiae* in the diets on egg laying and egg quality characteristics of pullets. Int. J. Poult. Sci., 5: 759-763.

[183] Silva, E.N., A.S. Teixeira, A.G. Bertechini, C.L. Ferreira e B.G. Ventura, 2000. Ciência e Agrotecnologia, 24: Ed. Especial. 224-232.

[184] Day, E.J., 1997. Efeito da cultura de levedura no osso da tíbia de frangos de carne com três semanas de idade alimentados com níveis graduais de fósforo inorgânico. Boletim de pesquisa. Universidade Estadual do Missisipi Stark Villiams.

[185] Mahdavi, A.H., H.R. Rahmani e J. Pourreza, 2005. Effect of probiotic supplements on egg quality and laying hen's performance (Efeito dos suplementos probióticos na qualidade dos ovos e no desempenho das galinhas poedeiras). Int. Poult. Sci., 4: 488492.

[186] Gunal, M., G. Yayli, O. Kaya, N. Karahan e O. Sulak, Mutus, L., N. Kocabagli, M. Aip, N. Acar, M. Eren e S. 2006. The effects of antibiotic growth promoter, probiotic or organic acid supplementation on performance, intestinal microflora and tissue of broilers. Int. J. Poult. Sci., 5: 149-155.

[187] Netherwood, T., H.J. Gilbert, D.S. Parker e A.G. O'Donnell, 1999. Probiotics shown to change bacterial community structure in the avian gastrointestinal tract. Appl. Environ. Microbiol, 65: 5134-5138.

[188] Gibson, G.R., H.M. Probert, J. Van Loo, R.A. Rastall e M.B. Roberfroid, 2004. Dietary modulation of the human colonic microbiota: Atualização do conceito de prebióticos. Nutr. Res. Rev., 17: 259-275.

[189] Metcalfe, J.W., K.A. Krogfelt, H.C. Krivan, P.S. Cohen e D.C. Laux, 1991. Characterization and identification of a porcine small intestine mucus recetor for the K88ab fimbrialadhesin. Infect. Immun., 59: 91-96.

[190] Awad, W. A., Ghareeb, K., Nitsch, S., Pasteiner, S., Abdel-Raheem, S., &Bohm, J., 2008. Effects of dietary inclusion of prebiotic, probiotic and synbiotic on the intestinal glucose absorption of broiler chickens. Int. J. Poult. Sci., 7(7), 686-691.

[191] Conselho Nacional de Investigação, 1984. Nutrient Requirements of Poultry (Necessidades de nutrientes das aves de capoeira). 8ª ed. rev. National Academic Press, Washington, DC.

[192] Sato, R.N., Loddi, M.M., and Nakaghi, L.S.O. (2002). Uso de antibiotico e/ou probiotico como promotores de crescimento em rae<∂es iniciais de frangos. Revista Brasileira de Ciencia Avı'cola, 4, 37. [144] Besnard, J., Auclair, E., e Larbier, M. (2000). Effect of yeast supplementation on productive parameters of turkeys. In World's Poultry Science Congress.

[193] Pelicano, E.R.L., Souza, P.A., Souza, H.B.A., Oba, A., Leonel, F.R., Zeola, N.M.B.L., e Boiago, M.M. (2004). Utilizaaao de probioticos e/ou prebioticos como promotores de crescimento em rae<∂es iniciais de frangos de corte. Revista Brasileira de Ciencia Avıcola, 6, 17.

[194] Mohan, B., Kadirvel, R., Natarajan, A., e Bhaskaran, M. (1996). Effect of probiotic supplementation on growth, nitrogen utilisation and serum cholesterol in broilers (Efeito da suplementação com probióticos no crescimento, utilização de azoto e colesterol sérico em frangos de carne). British poultry science, 37(2), 395-401.

[195] Loddi, M.M. (2003). Probióticos, prebióticos e acidificante orgânico em dietas para frangos de corte. Jaboticabal: FCAV, UNESP.

[196] Lokman, I. H., Jawad, S. H., Zuki, A. B. Z., e Kassim, A. B. (2015). Efeito da ração fermentada suplementada com probiótico seco no desempenho da produção de frango Akar Putra. International Journal of Poultry Science, 14(7), 420-426.

[197] Fethiere, R., e Miles, R.D. (1987). Intestinal-tract weight of chicks fed an antibiotic and probiotic (Peso do trato intestinal de pintos alimentados com antibiótico e probiótico). Nutrition Reports International, 36(6), 1305-1309.

[198] Maiorka, A., Santin, E., Sugeta, S.M., Almeida, J.G., and Macari, M. (2001). Utilizaeao de prebioticos, probioticos ou simbioticos em dietas para frangos. Revista Brasileira de Ciencia Avıcola, 75-82.

[199] Jin, L.Z., Ho, Y.W., Abdullah, N., e Jalaludin, S. (1998). Growth performance, intestinal microbial populations, and serum cholesterol of broilers fed diets containing *LactoBacillus* cultures. Poultry science, 77(9), 1259-1265.

[200] Besnard, J., Auclair, E., e Larbier, M. (2000). Effect of yeast supplementation on productive parameters of turkeys. In World's Poultry Science Congress.

[201] Santoso, U., Tanaka, K., e Ohtani, S. (1995). Effect of dried *Bacillus subtilis* culture on growth, body composition and hepatic lipogenic enzyme activity in female broiler chicks. British Journal of Nutrition, 74(04), 523-529.

[202] Yeo, J., e Kim, K.I. (1997). Effect of feeding diets containing an antibiotic, a probiotic, or yucca extract on growth and intestinal urease activity in broiler chicks. Poultry Science, 76(2), 381-385.

[203] Cavazzoni, V., Adami, A., e Castrovilli, C. (1998). Performance of broiler chickens supplemented with *Bacillus* coagulans as

probiotic. British Poultry Science, 39(4), 526-529.

[204] Moreira, J., Mendes, A.A., Garcia, E.A., Garca, R., Almeida, I.C.L., and Junior, J. (2001). Efeito do uso de probiótico sobre o desempenho e rendimento de carcaea em frangos de corte. Reunião Anual da Sociedade Brasileira de Zootecnia, 852-3.

[205] Buenrostro, J.L., e Kratzer, F.H. (1983). Effect of *LactoBacillus* inoculation and antibiotic feeding of chickens on availability of dietary biotin. Poultry science, 62(10), 2022-2029.

[206] Sugeta, S.M., Bersch, F.X., Bueno, C.J.C., e Borges, C.A.Q. (2004). Substituieao dos promotores de crescimento por probioticos na dieta de frangos de corte. Revista Brasileira de Ciencia Avı'cola, 6(s53).

[207] Xu, Z.R., Ch, U., & Wang, Q. (2003). Effect of dietary fructooligosaccharide on digestive enzyme activities, intestinal microflora and morphology of male broilers. Poultry Science. 82:648-654.

[208] Hasan S.A. Jawad, Lokman, I.H., Saad A. Naji, Zuki, A.B.Z., & Kassim, A.B. (2016). Efeitos da suplementação dietética de ração fermentada úmida com probiótico no desempenho de produção de frango Akar Putra. Asian Journal of Poultry Science. 10: 72-77.

[209] Chaing, W.Q., Lu, X.S., Piao, J.K., Gong, L., & Thacher, P.A. (2010). Efeito da alimentação com farinha de colza fermentada em estado sólido sobre o desempenho, a digestibilidade nutricional, a ecologia intestinal e a morfologia intestinal de frangos de carne. Asian - Australian Journal of Animal Science. 23:263 - 271.

[210] Naji, S.A., & Al-Mosawi, I.F.B. (2014). O Efeito da Fermentação da Dieta pelo probiótico iraquiano no número logarítmico de bactérias e leveduras em laboratório. Jornal Al-Mothanna. 2(1), 217-223.

[211] Feng, J.X., Liu, X., & Lu, Y.P. (2007a). Effects of Aspergillus oryza fermented soybean meal on growth performance and plasma biochemical parameters in broilers. Animal Feed Science Technology. 134: 235242.

[212] Feng, J.X., Zu, Z.R., & Liu, J.X. (2007b). Effect of fermented soybean meal on digestive enzyme activities and intestinal morphology in broilers (Efeito da farinha de soja fermentada nas actividades das enzimas digestivas e na morfologia intestinal dos frangos de carne). Poultry Science. 86:1149-1154.

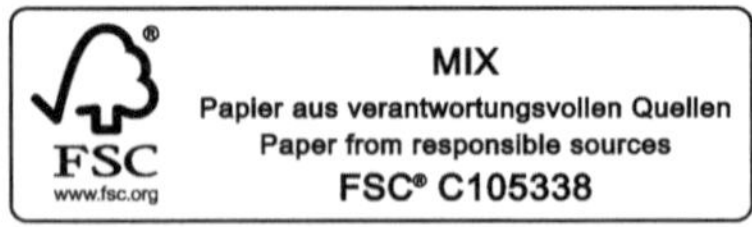

Printed by Books on Demand GmbH, Norderstedt / Germany